Guérir de l'inceste

Vivre avec un cœur à l'endroit

La ***Chronique Sociale*** est à la fois un organisme de formation et de recherche et une maison d'édition. Fondée à Lyon en 1892, elle s'est préoccupée dès ses origines de sensibiliser aux évolutions de la société et de suggérer une organisation de la vie collective, plus solidaire et plus respectueuse des personnes.

Actuellement, les ***Éditions de la Chronique Sociale*** publient des ouvrages et des jeux pédagogiques qui contribuent à mettre en œuvre ces orientations. Issus de pratiques professionnelles et sociales, ils sont au service de tous ceux qui s'efforcent de mieux comprendre le monde.

Chacun pourra s'approprier ces outils et les utiliser, tant pour son développement personnel que pour une action collective efficace.

Couverture : 3M 2A

Responsable des Éditions : André Soutrenon

Correction : Gil Mozzo

Imprimeur : Imprimerie Darantiere
21800 Dijon-Quetigny

Chronique Sociale, Lyon, Dépôt légal : septembre 2006 - N° d'impression : 26-1226

Imprimé en France

Martine Cauvent

Préface Jacques Salomé

Guérir de l'inceste

Vivre avec un cœur à l'endroit

Comprendre
les personnes

l'essentiel

Chronique Sociale
7, rue du Plat - 69002 Lyon
Tél. : 04 78 37 22 12

Guérir de l'inceste

* Poèmes

Préface

Il faut beaucoup de mots après tant de silences pour oser dire.
Non pas raconter, décrire, accuser ou se culpabiliser, mais se dire, exprimer un vécu qui relève de l'indicible.

Martine Cauvent a pris le risque de se mettre au monde, de sortir de la folie créée par la collusion des rôles parentaux, celui du compagnon de sa mère et de sa mère aussi.

Quand un père ou celui qui le remplace ne peut plus se comporter en papa et encore moins en père, mais qu'il se positionne, qu'il s'impose vis-à-vis de sa fille ou de l'enfant de sa compagne en partenaire sexuel, qu'il transgresse un interdit vital, qu'il ose entraîner un enfant dans l'errance et la souffrance d'un corps saccagé, alors les mots s'absentent aussi, se dissolvent et s'évaporent pour ne laisser que la douleur du silence et de la honte.

Une enfant incestuée vit le plus souvent dans la honte, dans le reproche qu'elle se fait à elle-même de ne pas avoir su arrêter le temps, empêcher ce qui s'est passé ou de n'avoir pu revenir en arrière, faire comme si rien ne s'était passé.

Comme Martine Cauvent, nous le décrit si bien, il s'agit d'un chemin de guérison, c'est-à-dire surtout d'une renaissance par la reconnaissance puis la reconstitution du puzzle déchiré, éclaté de son être et enfin la réconciliation avec l'image de soi, de son corps avec sa sexualité.

Toute écriture est un cheminement pour accéder à une meilleure connaissance des zones d'ombre de son histoire, c'est donc avant tout une écriture miroir, pour soi, puis, et c'est le cas dans ce livre, cela peut devenir une écriture pour autrui, pour ses semblables, pour ceux qui ont vécu des situations d'abus sexuels.

C'est une invitation à s'autoriser, dans le sens de devenir auteur, créateur de sa propre vie.

Pour devenir un sujet, un sujet responsable qui ne veut plus être « une survivante de l'inceste ».

Témoigner et transmettre, se dire et s'entendre, se positionner et se construire, voilà quelques uns des maîtres mots de ce livre.

Jacques Salomé

Première partie

Mon enfance et adolescence

Dans cette première partie, je raconte mon vécu avant dix-huit ans. Ces années sont là, *a priori*, pour construire un être : pour moi, elles ont été des années de destruction.

J'ai une la mauvaise idée de naître fille, après une longue lignée de garçons. Au commencement, c'était bien d'être la seule petite fille. J'ai été choyée par ma grand-mère paternelle pendant mes cinq premières années… Mais mes parents ont divorcé et un « beau-père » apparaît. Le cauchemar commence… Comment se construire dans ces conditions ? Les années passent, le traumatisme s'installe et devient de moins en moins supportable. Il y aura bien sûr le procès, mais un procès bâclé car je n'étais pas prête, si jeune, à affronter mon bourreau. De plus, l'avocate que l'on m'avait attribuée débutait dans ses fonctions.

La publication d'aujourd'hui répare un peu ce que le procès d'hier n'avait pu faire.

Cette première partie est peut-être difficile par son contenu.

Je suis parfois sortie de la simple description car j'insère aussi le ressenti.

Les poèmes que j'ai choisi d'intégrer dans cette partie se terminent le plus souvent par l'espoir….

C'est l'espoir que cette blessure de l'inceste ne laisse qu'une mince cicatrice et que ce livre aide les victimes de ce fléau.

Ma mère déménage

Il est souvent impossible de séparer l'histoire des filles et celle de leur mère.

Pères criminels, page 17[1]

Ma mère a enfin décidé de divorcer. Aujourd'hui, elle déménage. Elle quitte mon père pour aller habiter seule avec ses enfants. C'est aujourd'hui que se déroule un événement qui influencera le reste de ma vie et pourtant...

Pourtant, je le vis avec l'insouciance de l'enfance.

Autour de nous les adultes s'agitent, crient. Mon frère Thierry et moi jouons à cache-cache. C'est le bonheur dans le désordre qui règne. On a trouvé le meuble de cuisine. On s'y est barricadé : c'est notre bateau... notre avion... notre maison...

Dehors, c'est la tristesse et la colère. Il y a beaucoup de rancune et de haine entre tous ces adultes. Mon frère et moi, nous ne sommes que des enfants qui jouent et qui se moquent bien de ce qui peut se passer à l'extérieur.

Comment aurais-je pu savoir que ce jour-là **je disais adieu à l'enfance** ?

Comment deviner que plus jamais ma grand-mère paternelle ne me prendrait dans son lit ? Ce lit qu'elle réchauffait au préalable avec des briques brûlantes à peine retirées du poêle à charbon... Comment sentir que plus jamais, je n'attendrais avec impatience, le moment d'aller porter les tartines du goûter à mes grands frères ?

Et comment imaginer que plus jamais, ma marraine, la sœur de mon père, ne prendrait soin de moi, comme on prend soin d'une poupée uniquement pour ce qu'elle est : une petite fille de cinq ans. Elle ne me coifferait plus mes longs cheveux ondulés car bientôt ils seraient coupés... Et surtout, comment imaginer que, plus jamais, je ne pourrais monter librement le chemin qui me conduisait vers ma grand-mère ?

Aujourd'hui, je joue dans cette armoire de cuisine et je ne sais pas que c'est la dernière fois que mon père bouge à côté de moi... je ne sais pas que plus jamais je ne le reverrai vivant !

Aujourd'hui, ma mère déménage. J'ai cinq ans. On ne m'a rien expliqué : dans cette famille, on ne parle pas aux enfants. Je comprends que je vais changer de maison mais je n'ai pas compris que mon père ne vient pas avec nous.

De ce déménagement, je garde pour unique souvenir, l'épisode heureux du buffet de cuisine...

1. *Pères criminels*, B. Kavemann et I. Lohstoter, Éditions des femmes, 2002.

C'est fini, maintenant, je suis dans une autre maison de coron. Elle est identique à celle que je viens de quitter : le même alignement, les mêmes briques rouges et la même tristesse. Des maisons uniformes, bien rangées. Ici aussi, j'ai une grand-mère qui ne réside pas loin. C'est la grand-mère maternelle qui habite un peu plus haut dans la rue. Ce n'est pas la même grand-mère car je n'ai pas de souvenirs de chaleur partagée avec elle. Toutes ces maisons semblent dire « ici, on est des gueules noires, on ne sort pas du rang, on se tait et on est fier de ce que l'on est ».

Notre maison est la dernière de cet alignement. Après, ce sont des champs de blé et en face une voie de chemin de fer désaffectée. Ici, c'est la fosse numéro neuf. Les corons sont numérotés en référence aux puits de charbon où les hommes vont travailler. C'est dans cette maison de mes grands-parents que mes trois frères aînés sont nés. Camille y a vu le jour et y est mort à l'âge de deux mois (ma mère avait à peine 16 ans). Gaston et Joël y naîtront aussi. Bien des années plus tard, alors qu'elle divorce, c'est naturellement vers cette maison qu'elle revient. Abattue, elle vient trouver refuge auprès de ses parents. N'est-ce pas après tout normal ?

Elle est en difficulté, elle se rapproche… c'est rassurant… surtout pour cette femme qui montrera dans quelques années qu'elle est restée une enfant et qu'elle est incapable de vivre sans être sous la tutelle de quelqu'un.

Une année de sursis

Les rapports d'autorité et de pouvoir qui règnent à la base entre les enfants et les adultes expliquent qu'aucune violence particulière ne doit être employée dans la majorité des cas pour faire d'une fillette une victime apparemment consentante et silencieuse pendant des années.

Pères criminels[2]

Ce déménagement permet ma scolarisation en école maternelle car « avant » je passais mes journées avec ma mère et toutes les femmes du coron qui ne travaillaient pas. À la fosse neuf, je fais ici ma première rentrée à l'école maternelle. Quand j'y arrive, je ne sais parler que le patois mais ici il est interdit. J'entre dans un autre monde et il semble que je suis une petite fille qui ne comprend rien.

Au cours d'une séance de jeux sportifs, nous sommes placés en rond, les jambes écartées touchant celles du voisin. Le but est de faire passer la balle entre les jambes d'un élève qui se trouve alors éliminé s'il ne parvient pas

2. Op. cit.

à l'arrêter (je crois que cela s'appelle « la tomate »). Je n'ai jamais pratiqué ce jeu et je suis maladroite. La balle passe entre mes jambes et file... Elle disparaît dans un trou d'évacuation d'eau percé dans le mur. Elle est perdue car on ne peut accéder de l'autre côté de ce mur. Je suis punie pour ne pas avoir « sauvé » cette balle. Je ne dis rien. Je ne comprends pas. Non, je ne comprends pas. Bien des années plus tard, je retournerai derrière ce mur pour appréhender la raison pour laquelle on ne pouvait pas aller reprendre cette balle. Mais je n'ai toujours pas compris.

De quoi suis-je responsable ? Est-ce de ma faute ? Aujourd'hui, je peux dire que non. Alors **pourquoi s'acharner** sur une gamine qui n'arrive pas à se situer dans son nouvel espace ? **Pourquoi s'acharner** contre une enfant différente des autres : son univers vient de basculer, elle doit s'adapter vite, très vite. **Elle devra désormais s'adapter à tout, très vite, toujours trop vite.**

Heureusement la classe de cours préparatoire est arrivée. Je n'ai aucun souvenir de l'été qui s'est écoulé entre ces deux classes. J'ai très vite réussi scolairement. J'apprends en même temps à parler, à lire et à écrire en français. Je suis finalement bilingue : à la maison le patois, à l'école le français. Aujourd'hui, je ne parviens plus à parler « ma langue maternelle » et même ma mère, pour les rares fois où l'on s'est reparlé, s'est adressée à moi en français. Je suis devenue une étrangère à ma langue de naissance.

Le CP... Je saute donc à pieds joints dans cette nouvelle classe où je prends rapidement mes marques. J'accumule les bons points et les images. Avant, je ne savais pas ce qu'était un livre. Quand j'apprends à lire, je ne sais pas à quoi cela pourra me servir. Par contre, je réussis très facilement et cela me permet de recevoir des attentions réconfortantes de la part de l'institutrice. Mes yeux que j'imagine brillants de curiosité boivent tout ce que cette femme peut faire, mes oreilles se remplissent de mots et de sons nouveaux qui pour moi chantent. Apprendre me procure beaucoup de **plaisir**. Je suis heureuse aussi parce qu'un adulte me regarde avec des yeux qui sentent du beau et du possible en moi.

À la maison, beaucoup d'éléments nouveaux se sont produits mais je ne le sais pas. C'est pour cela que je ne comprends pas quand la directrice vient me chercher pour me conduire dans son bureau. L'émotion qui me submerge, quand elle entre dans la classe pour me demander de la suivre, c'est la peur. Plus que de la **peur**, de la terreur. Je me demande encore comment mes petites jambes ont pu me porter pour la suivre. La peur d'avoir encore fait quelque chose qui ne doit pas l'être et dont je ne connais ni les tenants ni les aboutissants. Elle me demande de m'asseoir en face d'elle et me sourit. Je commence à me relâcher : si elle sourit, c'est qu'elle ne me fera pas de mal... Elle m'annonce « tu vas aller à l'école Jules Ferry, j'espère que tu continueras à aussi bien travailler qu'ici et à bien représenter notre école ». Je me sens petite dans ce bureau, petite sur cette grande chaise, petite devant cette femme, petite devant tous ces mots qu'elle vient de prononcer et petite devant ma mère qui ne m'a pas annoncé ce nouveau déménagement. Elle a laissé ce soin à d'autres. Pour petite que je suis, la directrice, elle, a pris le temps de me parler solennellement dans son bureau comme à une grande et vraie personne. Je retourne dans la classe. La maîtresse aussi me sourit. Elle savait… Qu'y avait-il dans ce sourire ? Un message d'espoir pour la suite ou tout simplement de la pitié pour cette pauvre gamine qui se faisait trimbaler de gauche à droite par les adultes. Je reçois ce sourire mais je suis triste. Triste de quitter cette institutrice… triste de **devoir recommencer** dans une nouvelle école. Est-ce qu'on me regardera encore avec ces yeux-là ? Et puis pourquoi ma mère ne m'a rien dit ?

Le soir, on ne me dit toujours rien. Oui, nous allons déménager. Grand-père a trouvé un petit travail de concierge pour ma mère et elle aura le logement gratuit. C'est un château qui sert de foyer pour les jeunes. Le mot château me fait rêver. Pour ma mère, une fois de plus, ce sont les autres qui se bougent à sa place. C'est ma grand-mère paternelle Henriette qui l'aide à divorcer car elle ne supporte plus de voir sa belle-fille battue aussi régulièrement et brutalement par mon père, son fils… C'est mon grand-père Lucien, qui lui trouve un travail pour soulager sa misère matérielle. Je parviens difficilement à me souvenir de notre pauvreté de l'époque : cela devait être difficile pour elle de ne pas pouvoir nous nourrir correctement. Nos grands-parents étaient quand même là… Il me reste l'image de ma mère qui revient avec une casserole brûlante de soupe de chez ma grand-mère. Thierry s'agite autour d'elle, la casserole tombe et se renverse sur son dos… avec toutes les conséquences. Il ne sera pas marqué physiquement par cet événement mais c'est l'un des rares souvenirs douloureux que nous puissions évoquer entre nous sans trop de pudeur. Ce n'est pas de ce manque matériel dont j'ai le plus souffert. Je comprends que ça ne devait pas être facile pour elle. Pas facile pour une maman de ne pas faire face aux dépenses quotidiennes pour nourrir ses enfants. Pas facile, non, mais cela excuse-t-il ce qui se passera plus tard ? Toujours est-il que ce travail de concierge lui procure le logement et un petit salaire. À cette occasion, elle nous apprend que le voisin Raymond vient habiter avec nous. Je ne peux imaginer que ma mère va se remarier. Mon père a disparu de ma vie d'enfant mais cette enfant que je suis ne peut penser que quelqu'un va venir prendre sa place. En réalité, elle ne se remariera jamais puisque cet homme, en partant avec elle, a laissé sa femme et ses enfants. Il les a abandonnés mais il n'a jamais entrepris de procédure de divorce. Sa femme, notre voisine ne travaillait pas. Elle avait en charge une fille handicapée mentale, un fils et un bébé qui sera placé dans une famille d'accueil. Pendant cette année où nous sommes restés à cette fosse numéro neuf, j'avais pris l'habitude d'aller chez elle. Dans le quartier, elle était connue comme « ivrogne » mais cela ne me rebutait pas. De son visage, pourtant rougi par l'alcool, se dégageait une chaleur que je ne trouvais pas chez ma mère. Cette chaleur, avant de venir habiter ici, c'était ma grand-mère Henriette qui me la donnait… là, je la trouve chez notre plus proche voisine qui sait que son mari la trompe depuis que ma mère est arrivée. Pour elle, ma mère était « la putain ». Elle n'était pas la première et ne serait pas la dernière. Pourtant, elle, celle que tous appelaient l'ivrogne, a su faire la différence entre les adultes et les enfants et elle m'a toujours accueillie chaleureusement chez elle. Elle avait **cette intelligence du cœur** que j'avais déjà rencontrée puis perdue à cause du divorce de mes parents. Christiane, tu me raconteras plus tard, que Raymond, ton mari t'obligeait à boire pour obtenir de toi des gestes sexuels que tu n'acceptais pas de faire quand tu étais sobre. J'ai compris plus tard que l'alcool était certainement pour beaucoup dans le handicap mental de Patricia, ta fille qui a le même âge que moi.

Mon enfance et mon adolescence, il en a fait de la charpie… pourtant, il n'a jamais abusé de ses propres filles. Pourquoi ? Moi, cela m'a aidée de savoir qu'il n'était pas mon père. N'étant pas sa fille, je n'avais pas de lien de filiation avec lui et cela me rassurait car je ne deviendrai pas plus tard un monstre comme lui. Ce voisin a donc été un des meubles qui s'est ajouté au déménagement. Il ne restera, malheureusement, pas à ce statut de meuble.

Maintenant que nous sommes au château, mes frères Lionel et Thierry ont une chambre. Pour moi, la plus petite, j'aurai dans un premier temps, un recoin séparé par un rideau.

Plus tard, je dormirai dans l'autre chambre dans le même lit que Joël. Joël, mon grand frère. Les heures passées dans le lit de ce frère aîné de sept ans demeurent en moi comme des heures de bonheur. Je suis sa petite sœur, avec lui je me sens en sécurité car personne d'autre ne peut venir dans notre lit. Il est distant car ce n'est pas un grand parleur mais, entre nous, circule suffisamment d'amour pour que nous ne soyons pas obligés de combler le silence par des paroles vides. « N'avions-nous pas besoin de mots ou alors les mots auraient été trop forts face à ce que nous vivions ? » Nous avions compris combien cet homme était un prédateur… Pour comprendre cela, pas besoin de mots partagés… Quand Joël s'est marié, je ne pouvais pas supporter toutes les injustices que lui faisaient subir ma mère et Raymond. Il s'est marié, j'étais à nouveau orpheline. Et puis l'accès de ma chambre allait être libre. Après ton mariage, Joël, un jour tu es venu chez nous. Ce chez nous, tu le considérais encore comme ton chez toi. Alors, tu as ouvert l'armoire de la cuisine, tu as pris un verre et tu as voulu te servir à boire. Je crois que c'est de l'eau que tu voulais. De l'eau, rien que de l'eau. À ce moment-là, l'autre (Raymond) est arrivé et t'a dit que tu n'avais pas le droit de te servir, que tu n'étais plus chez toi. Mais lui, était-il chez lui ? Qui lui avait demandé de venir dans notre vie ? Qu'est-ce qui légitimait sa présence ? **Il s'était imposé à nous**. Nous le haïssions d'autant plus qu'il avait fait fuir notre père (qui après le déménagement de ma mère lui rendait encore régulièrement visite). Il avait pris la place de celui auquel nous n'aurions jamais plus accès et cette fonction, il l'exerçait comme un **tyran**. Qui était-il pour le chasser ? Il n'en avait pas le droit. Il m'a fait du mal, oui, certainement plus qu'à vous mes frères, mais il ne vous a pas laissés indemnes. J'aimerais tant que tous les trois, toi Joël et vous Lionel et Thierry, puissiez accepter de vous laisser aller à sortir aussi tout ce mal qui a été mis en vous…

Fraternité

Notre père et notre mère se sont aimés
Ils ont laissé derrière eux de nombreux enfants
Alors, avons-nous vraiment été trop nombreux
Pour réussir à être heureux sans faire semblant ?

Ne s'est-on pas uniquement supportés ?
A-t-on pu s'aimer, qu'a-t-on su partager ?
Les liens de sang, pourtant si forts, ont-ils suffi
Dans un tel secret à faire de nous des amis ?

Les grands avaient laissé les petits de côté,
Les garçons ont oublié mon sexe opposé,
Nous étions tous embarqués dans cette galère
Mais ne ressentions rien de la même manière.

Et puis, moi, la fille, apparemment sans défense
Je devais vous sauver grâce à mon silence
On n'a pu ni se regarder ni se parler
Le secret de la famille, je devais le garder.

Ma parole libérée, ma différence troublante
Dans votre nouvelle vie était bien gênante
Oui, je suis longtemps passée par la dépression
Elle n'est que le prix de mon affirmation

Si la couleur parvient à entrer dans ma vie
De toutes mes interrogations, elle est le prix.
On n'a pas su et pu se prendre par la main
Il ne faut pas dire « c'est le passé : pense à demain »

Pour se réconcilier, je dois être entendue
Vous me devez ça, pour être reconnue

Ainsi ma rage pourra faire la place au partage
Nous ne serons plus ces enfants trop sages
Quand, de ce qui nous concerne, on se dit tout
On peut se permettre les rêves les plus fous.

Martine qui fût si longtemps Marie...

MB

Le fauteuil où tout a commencé

Dans ce château qui servait de foyer des jeunes, il y avait un préfabriqué où se pratiquaient judo, danse... J'allais regarder les cours de danse classique. Non pas parce que j'aimais cette activité mais pour passer le temps... J'attendais que toutes les filles soient arrivées, j'entrais discrètement et je m'asseyais pour observer le cours.

Un jour, l'animatrice me demanda si je voulais essayer. Cette tentative fut pour elle concluante et j'intégrai le groupe. Je ne sais pas pourquoi, mais quelques temps plus tard, ce cours fut déplacé dans un autre local de la ville. Je continuais à y participer.

Nous n'avions évidemment pas de voiture, mais Joël possédait une mobylette pour aller travailler. Il ne devait pas apprécier de retourner affronter le froid, le soir, pour m'accompagner, mais jamais il ne se déroba.

Sur cette mobylette, derrière mon frère, je me retrouvais assise avec quelqu'un à qui je m'accrochais : je me cramponnais désespérément à lui comme si ma vie en dépendait et je laissais cette vie entrer en moi...

J'étais vivante, en train de ressentir une sensation de douceur et de bien-être, comme pendant ces cinq premières années de mon enfance quand je n'étais entourée que de femmes. Avant le divorce de mes parents (j'allais encore écrire « le divorce avec mon père »), mon père n'était pas présent à la maison : il avait son travail, ses nombreuses activités et puis sa maîtresse, avec qui il a eu des jumelles d'une année mes aînées.

Il rentrait le soir et de nombreuses scènes violentes nous percutaient. Mes frères y ont assisté. Moi, j'étais plus petite, je dormais. Est-ce que je dormais vraiment ? À défaut d'avoir des souvenirs de mon père, au moins n'en ai-je pas de mauvais qui sont conscients.

Sur cette mobylette, je ressentais un immense plaisir, le plaisir à l'état pur : la sécurité, le bien-être, l'amour de mon frère qui faisait chaque fois l'effort de venir me chercher. Ce **souvenir** malheureusement sera **pollué de noir** car c'est à partir de ce moment que celui que je ne sais pas encore nommer jeta son dévolu sur moi.

Comment l'appeler ? Quand j'étais petite, je devais l'appeler par son prénom : Raymond. Plus tard, ce fut « beau-père », et pendant très longtemps ce fut l'Autre. **L'Autre**, cet étranger qui s'est **immiscé dans ma vie et dans mon corps**. Aujourd'hui, je tente de le nommer par son prénom, cela a une valeur thérapeutique pour moi. En l'appelant par son prénom, je le remets à sa juste place. Cette personne s'est trouvée sur mon chemin, si je veux guérir durablement je ne dois pas le faire entrer dans ma famille en l'appelant « beau-père » même s'il en a eu le pouvoir. Je ne dois plus l'appeler « l'Autre » car ce serait le dépersonnaliser, alors qu'il me semble que je dois le considérer comme une personne et non quelqu'un qui aurait eu le pouvoir de bousiller ma vie. En le remettant ainsi à sa juste place de simple mortel avec tous les défauts qui sont les siens, je me donne le droit de me considérer comme une personne, simple mortelle aussi mais qui, ayant côtoyé la mort de près, ne veut pas mourir trop vite.

Je n'arrive pas à me rappeler comment ce qui va suivre a pu se mettre en place. De manière tellement insidieuse que je ne pouvais y prendre garde. D'ailleurs prendre garde à quoi, à qui ?

Contrairement à mes frères, j'étais trop petite pour avoir des souvenirs de mon père et je ne connaissais pas d'autre homme.

Tout ce que je ressentais, c'est **le vide de tendresse et d'affection** dans lequel j'étais. Le vide laissé par toutes ces femmes, ma mère y compris (peut-être), qui avant le divorce de mes parents me distillaient tour à tour, leur amour, leurs attentions.

Chaque soir de retour de la séance de danse, la même scène se produisait. Toute la famille regardait la télévision. Il n'y avait pas école le lendemain. Je devais attendre que tout le monde aille se coucher. Je luttais souvent contre le sommeil mais il fallait que je tienne sinon… sinon, je ne sais pas, **j'avais peur** et il fallait que je tienne. Comment était-il parvenu à me faire entrer cette peur en moi pour que je puisse ainsi lui obéir ? Il était simplement celui qui détenait l'autorité et celui dont je dépendais. Les chambres étaient isolées du salon car pour y accéder, il fallait sortir par la cuisine, se retrouver dans le grand hall et monter le grand escalier. Donc, il ne prenait pas de risque en me maintenant avec lui car si quelqu'un venait à redescendre, il serait entendu.

Quand nous n'étions plus que tous les deux, je devais venir m'asseoir sur lui. Il m'enlevait le justaucorps que j'avais conservé sous mes vêtements, il le coinçait entre l'accoudoir et le coussin du divan qui était juste à côté. Si quelqu'un venait à nous surprendre, il ne verrait qu'une petite fille qui venait « prendre son câlin ». Sous mes vêtements, j'étais nue puisque je n'avais plus de justaucorps. Il me caressait. Il trouvait ma peau douce. Je n'étais qu'une petite fille, je n'étais pas formée, je n'avais aucun poil sur le sexe, j'étais un poupon, sa poupée. Je ne peux pas que noircir cette scène qui se répétait de la même manière de semaine en semaine. Je pense que je devais trouver auprès de cet homme (en écrivant, j'ai fait un lapsus : j'ai écrit « cette homme ») l'affection que je ne trouvais pas ailleurs, là où naturellement j'aurais dû la trouver. Ailleurs, notamment auprès de ma mère… Je me suis souvent sentie **coupable de ne pas avoir pu dire non**. Plus tard, quand je me suis souvent trouvée nulle et que j'étais au fond du trou de la dépression, je repensais à cette scène et je me disais que déjà à cet âge-là, j'étais sale, nulle et sans force de caractère puisque je n'avais pas su dire non. Parfois, j'arrivais à me dire qu'il était normal que je ne puisse pas dire non puisque j'étais sous son autorité, qu'il était pervers et que j'étais en manque d'affection… Mais je me trouvais toujours des raisons d'être coupable : je me sentais coupable d'avoir eu besoin d'affection dans une famille où ma mère ne pouvait pas m'en donner, et où toutes les personnes « saines » qui pouvaient m'en donner, se trouvaient ailleurs. J'étais coupable d'avoir eu besoin qu'on m'aime et que sans le dire, lui, le pédophile a flairé « la bête à prendre » et m'a pistée pour en arriver là où j'en étais.

À partir de là, ses demandes allèrent en augmentant.

Au fur et à mesure que le temps passait, quand il avait obtenu ce qu'il souhaitait, il posait une autre demande. J'ai grandi et j'ai commencé à comprendre ce qu'il me faisait.

Ce ne sera pourtant que bien des années plus tard, que je prendrai réellement conscience de la hauteur de l'anormalité de la situation.

Par exemple, un jour, j'étais en CM_2. Mon oncle Charles vient de décéder. L'autre vient le matin, alors que je suis en classe, pour prévenir l'institutrice que l'après-midi, je n'irai pas en classe. En sortant, il me sourit et me fait un clin d'œil. Il s'en fichait bien que mon oncle soit décédé : il était venu « faire le beau ». C'était mon père qui aurait dû être à sa place. Ce clin d'œil : quelle traîtrise ! C'est un signe de reconnaissance entre personnes qui ont en commun un **secret partagé** mais avec consentement.

Moi, ce lien qui nous unissait, je n'en voulais pas.

Déjà à partir du primaire, je menais donc une double vie. Ce mot utilisé par les adultes pour des relations extra-conjugales pouvait m'être appliqué. Est-ce que je ne faisais que répéter le schéma familial : ma grand-mère trompe mon grand-père, mon grand-père trompe ma grand-mère, ma mère trompe mon père, mon père trompe ma mère, ma marraine trompe son mari… tout le monde trompe, tout le monde se trompe. Le sexe détourné est chose banale dans cette famille… alors, alors moi, j'honore mon ascendance…

Aujourd'hui, je suis fière d'avoir brisé cette **chaîne infernale**.

Injustice d'une enfance volée

Ma mère a été une femme longtemps battue
Par mon père qui nous est devenu un inconnu
Alors, elle a dû partir pour sauver sa vie
C'est seulement aujourd'hui que je l'ai compris

Vivre seule lui fut impossible ! Égarée !
Égarée et irréfléchie devant le danger
Lui, pour mon malheur, a senti cet abandon
Ma peur, ma tristesse ont permis sa trahison

Qu'est-ce que je faisais dans cette famille-là ?
Où personne n'a jamais pu m'ouvrir ses bras.
De mon enfance, il en a souvent abusé
En me faisant garder ce si lourd secret

Je ne pouvais rien faire, aucune liberté…
J'étais son jouet préféré, bien gardé !
Écartée, perdue, trahie, « j'ai pris sur moi »
Et bien sûr, j'ai pris du poids, beaucoup de poids

Complètement coupée de toutes mes émotions
J'étais un fantôme, à l'abandon dans sa prison.
Dans ce monde de traîtrise et d'un pesant silence
Aucune confiance, seulement de la souffrance

Après tant d'années, je me suis enfin enfuie
Mais je n'ai toujours pas la maîtrise de ma vie
Maintenant il faut que je prenne soin de moi
Et qu'en la vie je puisse dire « j'y crois »

MB

La solitude : l'amitié impossible

Ne pas dire se fonde aussi sur cette capacité d'isolement spirituel, sur l'aptitude à s'immerger dans un monde secret et sur le partage d'une solitude pleine.

Jacques Salomé, *Si je m'écoutais, je m'entendrais*[3]

Dès cette époque j'errais dans une **grande solitude**. Cette solitude, au fur et à mesure que je rentrerais dans la pré-adolescence puis dans l'adolescence augmenterait.

Elle augmentera au point de m'amener à un dédoublement de personnalité car il y aura deux enfants : celle des apparences et celle qu'elle est de l'intérieur avec toutes ses barrières pour se protéger.

Malgré cela, dans cette école Jules Ferry, il y a eu Maryse. Maryse, la seule copine avec qui nous avons pu partager notre infortune. Elle vivait dans une famille d'accueil. La « nounou » était méchante et injuste avec elle. Je connaissais le fils de cette femme (il avait le même âge que mon frère Lionel). Ce fils, avait droit à tout. Elle, Maryse, n'avait droit à rien. Elle n'était pour cette femme que le moyen d'arrondir ses fins de mois pour gâter son fils. Cette femme lui faisait beaucoup de mal par les paroles qu'elle lui proférait. Maryse tenait bon car elle recevait des lettres de sa mère. Ces lettres lui disaient que bientôt elle pourrait venir la chercher et qu'elles resteraient ensemble pour toujours. Moi aussi, j'aurais tant aimé que mon père aussi m'écrive pour me dire que bientôt, il viendrait me chercher et m'enlever à ceux qui chaque jour abusaient de moi… Je ne le lui disais pas car avec une mère et un « faux père », j'étais plus avantagée qu'elle alors je ne m'autorisais pas à lui révéler ce rêve secret. Malgré notre pauvreté, il m'arrivait d'avoir parfois des bonbons. Ils n'étaient certes pas bien nombreux mais quand un ou deux de ces bonbons se trouvaient dans ma poche, ils étaient toujours partagés avec « ma copine ». Nous étions toutes les deux de « bonnes

3. Jacques Salomé, *Si je m'écoutais, je m'entendrais*, Édition de l'Homme, 2003.

élèves » mais toutes les deux n'étions pas les « préférés » de ces maîtresses pour la plupart d'origine polonaise. Elles préféraient les fils des quelques notables de la petite ville… bien moins brillants que nous. Mais tellement plus gratifiants pour ces institutrices issues elles aussi de la pauvreté…

Un jour, son rêve se réalisa. Nous sommes en classe de CM_1. Quelqu'un frappe à la porte. Je sais de qui il s'agit car Maryse m'a prévenue. Elle entre. Elle s'approche de la maîtresse et lui dit quelques mots. Maryse a déjà rassemblé ses affaires. Elle se lève, s'approche du bureau, la maîtresse lui parle. Elle me semble grande sur l'estrade. Elle dit au revoir à la maîtresse et « au revoir Martine ». Maryse, je n'ai même pas pu te répondre. J'ai baissé la tête pour éviter de pleurer. Pleurer aurait été une honte devant tous ces enfants qui ne pouvaient pas comprendre ce qui nous unissait et auquel nous disions adieu. J'ai baissé la tête et à travers mes yeux brillants, je t'ai regardé partir en refermant cette porte qui nous séparait à jamais.

Je n'ai jamais retrouvé une amie comme elle.

Au fil des années qui passaient, un trop grand fossé me séparait des autres filles de mon âge pour que je puisse espérer trouver une véritable copine.

Toutes les vies sont des défis

Toutes les vies sont des défis
Le poids du passé peut être si lourd à porter
Ne plus le subir, pour avoir un avenir
Dans le présent, ne pas tenter de faire semblant

Aux nantis de la vie
Leur envoyer mon cri
« Votre force est une faiblesse,
Car l'ignorance blesse »

Avoir connu la terreur
Mérite un autre chemin
Rêver devant une fleur
Espérer pour demain…

Rêver, croire au bonheur
Rire et cesser les pleurs
Sans jamais perdre de vue
Qu'être heureux n'est pas un dû !

MB

Toute sa vie, il trichera

Il est rare qu'un homme dont les pratiques ont été découvertes admette les violences sexuelles qu'il a fait subir à sa fille... s'il confirme les accusations portées à son encontre, il trouve toujours des excuses et des motifs à son comportement. Il prolonge ainsi le viol et la blessure de la jeune fille.

Pères criminels, page 128[4]

Le matin, mes frères se lèvent plus tôt que moi. Lui, fait la grasse matinée. Il ne travaille plus. Il a été déclaré invalide. Il reste donc toute la journée à la maison. Il n'a pas d'occupation... si... en réalité il en a une... celle de nous tourner autour tel un vautour qui veut son pouvoir.

Je sais aujourd'hui comment il a été déclaré invalide.

Mon grand-père était rongé par cette maladie sournoise qui s'attaque à tant de mineurs : la silicose. Cette maladie qui chaque jour, comme un parasite, vient leur dévorer les poumons. Ces hommes qui sont descendus gagner leur « croûte » au fond des mines de charbon en payent bien des années plus tard le prix fort. 75 %, c'était le verdict annoncé pour mon grand-père. Pour eux, les mineurs, ce taux représentait ce qu'ils avaient laissé « au fond ». C'était la partie de leur vie déjà enterrée. Plus le pourcentage est élevé et plus la mort et les souffrances inhérentes à cette maladie sont proches. Le paradoxe, c'est qu'ils tiraient aussi une fierté de ce taux. On pouvait entendre « quel taux tu as ? » « Moi, j'ai... » Il me semblait que ce chiffre était aussi la représentation du courage qu'ils avaient eu pour accepter pendant des années de « descendre » chaque jour au fond du puits. Il y avait, bien sûr aussi, l'aspect financier : plus le taux de silicose était élevé et plus la pension était importante.

L'Autre avait pour médecin traitant un certain docteur « Michel ». Je ne l'aimais pas. Je n'aimais aucun médecin car ils touchaient mon corps. Alors si en plus c'était un homme... Mais pour lui, c'était pire car je sentais une connivence avec l'Autre.

Je l'aimais d'autant moins que je l'accuse d'avoir aidé ce « faux » beau-père à utiliser mon grand-père pour tricher. Je ne sais pas concrètement comment cela s'est passé. Ce dont je me souviens, c'est que l'Autre a utilisé les « crachats » de mon grand-père pour être reconnu silicosé. Ces crachats ont été analysés. Les résultats lui ont permis d'être reconnu silicosé invalide. Mon grand-père, lui, a travaillé jusqu'au bout, il s'est usé à la mine et il l'a méritée sa pension, si dérisoire fut-elle. Dérisoire et insignifiante, au regard de

4. Op. cit.

toutes les souffrances supportées. Souffrances qu'aucune somme n'aurait pu compenser… Lui, il ne se plaignait pas car il appartenait à cette « race des gueules noires » qui était fière d'avoir été mineur.

Je n'étais qu'une enfant, je n'ai certainement pas tout compris des démarches frauduleuses qu'il a pu accomplir pour obtenir cette invalidité. Mais, bien des fois, Raymond relatait cet épisode de sa vie où il avait pu escroquer la sécurité sociale minière. Et il s'en glorifiait. Il avait travaillé quelques années au fond et pouvait, grâce à cette supercherie, prétendre à ce que « la maladie professionnelle » soit reconnue.

Il savait pourtant parfaitement qu'il n'avait rien aux poumons. Il suffisait d'écouter comment il respirait. S'il avait été silicosé comme il le prétendait, on l'aurait entendu… Quand dans son souci de domination, il s'amusait à jouer « au ping-pong tournant » contre moi ou mes frères, il lui arrivait souvent de gagner. S'il avait été silicosé, il ne serait pas parvenu à courir de cette façon… « Il ment comme il respire » est une expression populaire, cette expression pouvait vraiment lui être attribuée.

C'était un tricheur. Il a triché pour la silicose, il a triché avec ma mère, **il a triché avec moi…**

Tricheur, menteur, manipulateur, abuseur et paresseux. J'ai eu envie de te le vomir au visage !!!

Paresseux est le mot qui pourrait être remplacé par fainéant. Ce n'est pas un joli mot mais c'est celui que tous ceux qui l'ont connu utilisaient pour le nommer. « Raymond, le grand fainéant ». Tout le monde te déteste dans le quartier. Quand tu sens le danger d'être découvert, tu t'en vas distiller ton venin un peu plus loin…

Sa vie ne s'est construite que sur la fausseté et la fuite. Les fuites d'un lâche, qui, ne se sentant pas homme, ne pouvait s'en prendre qu'à des personnes plus faibles que lui : des femmes ou des enfants.

Mais attention, ces mots n'étaient jamais prononcés devant lui : les gens craignaient trop les colères subites de ce « monsieur qui se prenait pour un vrai ».

Elle s'est bien fait avoir ma mère !!!

Elle divorce, elle recommence aussitôt à vivre avec un autre homme et… cet homme n'est même pas capable de lui procurer une vie matérielle décente. Il ne lui a même pas apporté de salaire. Il a vécu grâce à nos allocations familiales puis par la suite grâce aux premiers « *sous* » gagnés par mes frères.

Mais lui qu'a-t-il apporté comme argent pour nous permettre de vivre ? Il se disait invalide… invalidité pour l'effort… mais indéniables capacités à mentir et manipuler.

Trouvant la besogne au fond des puits trop harassante, il a ensuite travaillé un certain temps à la cimenterie de la ville. Il y avait été affecté aux « espaces verts ».

J'entendais souvent les gens dire qu'ils l'avaient vu allongé, dissimulé sous un arbre, à attendre que le temps passe et que l'heure de partir arrive.

Bien qu'il ne soit pas mon père, ces jugements péjoratifs me blessaient car j'avais placé déjà si jeune le travail comme une valeur très importante. Normal, il était le seul élément qui me valorisait... J'avais **honte** de celui qui s'affichait comme mon père. Il détruisait tout ce qui m'aidait à me construire : l'amour du travail bien fait. Sa mauvaise réputation m'éclaboussait comme si c'était de moi qu'il s'agissait. Ces mots m'atteignaient et me salissaient. Salie par les mots et souillée par les actes de ce tortionnaire.

Bonheur

Tout être aspire à trouver un jour le bonheur
Fait de tous petits riens, il arrivera, un jour...
Je survis, déprimée, le vide encombre mon cœur
Je l'attends, je le construirai au fil des jours...

Contempler la nature m'a souvent réconfortée
Regarder un arbre en fleur, sentir battre mon cœur
Vivre au rythme des saisons, me laisser aller
Rêver devant un ruisseau, humer la douceur.

Je ne voudrais plus être en dehors de ma vie
L'abandon maternel m'aurait-il condamnée
À ne pas exister, à ignorer la paix
Je voudrais connaître, la joie, la liberté.

Anéantir l'anxiété, apprendre à m'aimer
Accepter de me retirer, seule, dans mon silence
Façonner le présent pour guérir du passé
Savoir me regarder avec complaisance

Le bonheur, le vrai, ne pourra être qu'intérieur
Le cœur en paix, le faire naître et grandir en moi

Traverser et oublier les pièges extérieurs
Comme un ruisseau, la source de vie est en moi

Espérer et pourtant, mon cœur avide de tendresse,
Est encore ouvert à la détresse.
Lui fermera-t-il la porte pour donner à demain,
À tous les demains, une lueur d'espoir ?

MB

Les matins avec un tricheur

L'inceste est le plus traumatisant des abus sexuels
car il est vécu avec un membre de la famille
qui a une figure d'autorité parentale...
Le lien symbolique d'éducation, de protection
est alors rompu. L'enfant, sans aucun repère fiable,
part alors à la dérive sur une rivière qui
ne deviendra jamais un fleuve tranquille.

Pères criminels[5]

L'escalade continue, encore et encore. Quand je crois avoir franchi une montagne et en être venue à bout par mon abdication, j'aperçois alors un autre versant, et puis encore un autre... et toujours il est là... il ne me lâchera plus.

Une fois ma mère et mes frères levés, je dois désormais le rejoindre dans sa chambre, dans ses draps encore tout chauds de la présence de ma mère.

Ses journées n'étant pas occupées au travail, le soir venu, il n'est pas très fatigué et peut veiller tard devant la télévision. Le matin, il « traînasse » au lit. Personne n'a rien à redire à tout cela car il se pose en « chef de famille ».

À l'affût, je dois guetter les pas de ma mère qui descend les ecaliers après lui avoir apporté le café. Je les guette puis le cœur battant, je me lève, je me dirige sans faire de bruit vers sa chambre et me glisse dans son lit. Il arbore alors un grand sourire. Sa petite femme vient le rejoindre et lui prouver son amour. Je suis terrifiée. Je sais maintenant que j'ai grandi, que ce que l'on fait là n'est pas normal et je tremble à l'idée que ma mère puisse nous découvrir. Si elle nous repérait... elle ne m'aimerait plus et moi, pour grandir, j'ai besoin de son amour.

5. Op. cit.

Je ne me suis jamais posé la question « et si tu n'y vas pas, que va-t-il se passer ? ».

Quelle question bien saugrenue ! Ne pas y aller ? ! Et comment me dérober face à ce genre de pouvoir teinté autant d'**autoritarisme** que de **chantage**…

Il me touche partout, il empeste le café.

Je dois me coller à lui pour qu'il me sente, pour qu'il sente que j'aime laisser mes jambes aller se frotter aux siennes. Il faut tenir, jouer à faire semblant. Le détester et me coller à lui. Le détester et faire ce qu'il souhaite.

Enfin, une montre dans la tête, je peux oser dire qu'il est l'heure de le quitter pour aller me préparer pour aller à l'école.

Ma mère ne s'est jamais demandé comment je parvenais à me réveiller à heures si régulières…

Était-elle en capacité de se poser des questions sur sa fille ?

Alors, voilà, c'est fini. : j'ai exécuté ma **corvée du matin**. J'ai maintenant l'autorisation de revêtir mon habit d'enfant. Habillée de mes vêtements de petite fille, je marche vers l'école. Son nom est « Jules Ferry » : merci Monsieur Jules Ferry d'avoir œuvré pour que tous ces petits enfants pauvres puissent aller à l'école. Sans vous des filles comme moi n'auraient jamais connu l'espoir. En parcourant ce chemin qui me guide vers le savoir, je redeviens une enfant, je suis une enfant jusqu'à demain matin. Jusqu'à demain matin, je jouerai à la corde, j'obéirai aux adultes, j'apprendrai mes leçons et surtout j'aurai des bonnes notes. Très important d'avoir des bonnes notes ! Je m'y trouve bien à l'école, je réussis, je suis une bonne élève. Je réussis et j'ai la hargne pour décrocher les meilleurs résultats de la classe… Je suis peut-être nulle et utilisée comme un objet dans ma famille mais, ici, au moins, je brille. Et ça personne ne peut me l'enlever, personne, ni les institutrices, ni ces gosses de riches qui ne peuvent rien contre ma volonté à les dépasser. Ici, je brille et je peux briller sans que cela soit dangereux. J'oublie ce qui se passe le matin dans la chambre ou le soir sur le canapé.

Je ne me pose pas la question de savoir quand ou comment cela va cesser. Ce qui me préoccupe, c'est **ma sauvegarde**. Soit j'essaye d'oublier très vite ce qui vient de se passer ou soit à l'opposé je tente de fuir la nouveauté qu'il va maintenant exiger.

Je ne peux penser que cela aura une fin un jour.

Je suis prise au piège et je ne peux que retarder les échéances. **J'enfouis** très profondément ce qui vient d'arriver. Je pense immédiatement à la stratégie que je vais pouvoir mettre en place pour échapper au prochain guet-apens.

Son emprise sur moi est tellement forte que je ne parviens pas à ressentir son évolution. Je suis dedans, horriblement, complètement dedans. Je me noie mais en surface je survis.

Mais pourquoi, est-ce que je ne peux pas parler et le dire à ma mère pour qu'elle fasse stopper ce supplice ?

Pourquoi ai-je déjà compris qu'elle se protégera avant de me protéger et que jamais elle ne prendra ma défense face à cet homme ?

Pourquoi, j'ai si peur ; pourquoi, j'ai si honte ?

La commissionnaire au tiercé

Dans cette même période du primaire, chaque fin de semaine, je suis « la commissionnaire au tiercé ».

Tous les dimanche, se déroule le rituel du tiercé. Je ne sais plus qui jouait : était-ce uniquement l'autre, y-avait-il ma mère ? Est-ce que mon grand-père ou ma grand-mère se joignaient à eux ?

Les images de ce bar où je vais chaque dimanche matin sont gravées à jamais dans ma mémoire. C'est à chaque fois le même scénario. Je traverse la grande place, mon cœur bat très fort. Je sais (comment ? ça je l'ignore) que mon père fréquente les deux cafés de cette rue du centre-ville. Et si je le rencontrais ? J'en ai si peur et si envie en même temps !

Cette peur se traduisait par un cauchemar que je faisais très souvent. Le voici : « *Je pars du château. Je franchis le portail. Je suis sortie, je tourne à gauche, je marche sur le trottoir et à l'angle qui ouvre sur la grande place commerciale, je vois un ours debout sur ses deux pattes. Il me fait peur. Ils (ma mère et l'autre) ne cessaient de nous répéter que si on rencontrait mon père, il nous était interdit de lui parler. En moi se mélangeaient l'admiration pour mon père, cachée et jamais dévoilée et la peur de le rencontrer. Et s'il était comme ils me le décrivaient ? Si ma mère et l'autre nous mettaient en garde, c'est qu'il est forcément dangereux.* » C'est seulement avec le temps que j'ai pu comprendre que c'est eux qui en réalité en avaient peur. En me transmettant leur peur, ils se débarrassaient de quelque chose qui les gênait. Il est tellement plus logique que ce soit la petite fille qui ait peur : eux, les adultes ne pouvaient pas en avoir peur puisqu'il me l'avait remise entre les mains. À moi de faire avec.

Alourdie de ces cauchemars, je vais donc chaque semaine, apporter ces tickets de tiercé. Ces tickets représentent pour eux l'espoir d'un gain financier, pour moi ils représentent la possibilité d'aller à la rencontre de mon père.

Je viens donc de traverser la place de la ville et j'approche du bar où j'apporte ces tickets de l'espérance. Je pousse la porte. Elle est lourde. Lourde… pourtant l'ambiance ici est légère. On est dimanche matin, tous les espoirs sont permis et les esprits sont joyeux.

À gauche le comptoir domine. Mon regard capte le guichet qui se situe au fond du bar. Au-dessus du comptoir, il y a des coupes et des photos encadrées. Je sais que mon père et son frère Louis y trônent. Je me déplace lentement, très lentement. Je marche lentement pour mémoriser ces visages encadrés au-dessus du bar. Je marche doucement car je me sens toute petite ici. Il n'y a pas d'enfants. Beaucoup d'hommes. Ils boivent, ils fument, ils parlent fort. Quelques femmes. Je n'aime pas ces femmes qui « traînent » dans les bars. Pour moi, ce sont des femmes qui ne sont pas à leur place au milieu de tous ces hommes, pour moi elles sont des femmes qui cherchent à être avec des hommes… croyance d'une enfant élevée dans la peur de l'homme…

J'essaie de regarder ces visages encadrés sans que tous ceux qui sont présents là, dans ce bar, s'en aperçoivent. Pourquoi cette peur ? Je suis pourtant si fière au fond de moi que mon père soit là-haut. Mais j'en veux énormément à cet homme qui réalise de très grands exploits. Des exploits qui lui valent d'être mis en valeur dans ce « bar de sportifs » ! Je lui en veux, car dans ce café, où ses prouesses sont affichées, à moi quand je rentre, personne ne me dit bonjour, et personne ne me reconnaît comme la fille de Gaston, cet entraîneur qui a emmené les jeunes « marcheurs » si haut sur les podiums et qui ne se préoccupe pas de ses enfants. Il ne sait même pas qu'on est en train de faire mourir à petit feu sa fille.

Je poursuis mon avancée, je prends ma place dans la queue. J'enfouis les tickets au fond de ma poche et je rejoins la sortie.

Je retourne vers celui qui me fait office de père.

Être femme

Même si vous n'en n'aviez pas eu le souhait
Vous m'avez conçue, par toi, ma mère, je suis née
Tu m'as portée et donné ton identité
Dis-moi : m'as-tu un jour dorlotée ou bercée ?

J'avais tant besoin de recevoir ton amour
De prendre et garder de ta chaleur pour toujours
Toutes mes épreuves, mes blessures, mes souffrances
Je les ai supportées dans un pesant silence

J'aurais voulu être accompagnée et guidée
Pour accéder à la paix et à la liberté

De par nos liens, que tu me montres le chemin
Que tu me parles, que tu me prennes par la main…

C'était un rêve, irréalisable, un rêve…
Cette bulle de rêve, il est grand temps que je la crève
Admettre enfin que j'ai attendu trop longtemps
En espérant devenir ton petit enfant.

Terrorisée à l'idée d'avoir des enfants…
Comment les aimer, comment savoir leur parler
Ils sont nés, avec eux je n'ai pas fait semblant
J'espère que je leur ai pas trop demandé

Je ne veux jamais plus être la mère de ma mère
Je veux être une femme
Une femme, une amante, une mère
Être moi, pour moi et par moi.

MB

Fourmillements

Nous sommes dimanche. Un autre dimanche. Mais quel que soit le mois ou l'année, ce jour de la semaine a cela de particulier qu'il m'enlève la possibilité de m'échapper à l'école. Toute la journée, je vis au sein de « ma » famille.

Ce qui se passe ce dimanche-là, se répétera bien d'autres dimanches, rend compte de mon amertume. Cet amertume dû au manque d'amour, de mon impression d'être cet arbre tordu car il a grandi sans tuteur pour le faire tenir droit et devenir solide.

Je dois avoir une dizaine d'années.

Je me sens mal. J'étouffe au milieu de ces gens qui passent leur après-midi devant la télévision. Je me dis que je ne suis rien pour eux. J'aimerais tant **représenter quelque chose pour quelqu'un** ! Mais pas pour lui qui me prend pour son jouet… Pour quelqu'un qui m'aimerait « pour de vrai ».

Je vais dans ma cachette. Un endroit, derrière un buisson, à l'angle de deux murs. Quand il y a cinq ans, j'ai pu « re »visiter ce château, j'ai très vite retrouvé ce petit coin où je me réfugiais. Les arbustes avaient été taillés et je les ai trouvés bien petits. Mais peut-être avaient-ils simplement gardé leur taille initiale et c'est moi qui pouvais les regarder avec des yeux adultes.

Quand je suis recroquevillée dans ce coin, la tête dans mes mains, j'ai des fourmillements dans tous mes membres. Ces fourmillements ne m'ont plus jamais quittée. Ils sont là quand je suis âgée de dix ans : je les ai toujours ressentis comme des parasites qui ont fait irruption dans mon corps pour remplir le vide qui s'y trouve. Plus tard, ils me serviront d'argument pour me permettre de courir de médecin en médecin. Je décrivais les symptômes : ils ont cherché la sclérose en plaques, une névralgie, « les jambes sans repos ». Invariablement, ces visites d'investigation se terminaient en pleurs... J'accuse les médecins d'aveuglement. **J'étais déjà en dépression** et ils ne le voyaient pas. Ce que je voulais dire avec ces fourmillements, ils ne pouvaient pas le trouver, ils ne voulaient pas l'entendre.

Mon corps leur révélait « je vais exploser, je suis bourrée de vermines ». Mais les fourmillements sont comme les parasites, ils ne font pas disparaître le corps qui leur permet de vivre... Alors, je suis devenue dépendante d'eux ? Étaient-ils mon alibi pour dire « regardez, vous ne voyez pas comme je vais mal ! Vous ne voyez pas le mal qu'il m'a fait ? »

Mais voilà, j'ai dix ans, je me tiens la tête dans les mains et j'attends. Plus j'attends et plus l'intensité des fourmillements augmente... Je me parle et imagine que si je suis quelque chose pour eux et bien ils s'apercevront de mon absence et me chercheront.

Mais vraisemblablement, je ne suis rien. Je tremble de froid et je finis par quitter mon refuge qui s'est refermé sur moi comme un piège : personne ne s'est aperçu de mon absence.

Ma mère a-t-elle eu de l'estime pour elle ? Pour moi ?

Le dialogue suivant est une image de la bagarre que me je mène chaque jour... Cette image est représentée par un dialogue (les fourmillements sont à gauche) :

Bras Droit :

« J'ai envie de vivre, tu me fais passer à côté du plaisir car tu prends toute la place et tu m'envahis. »

Bras Gauche :

« Si je laissais sortir ces fourmillements, ça exploserait : imagine une bombe remplie de métaux qui explose, ça n'a rien à voir avec ton cancer de la thyroïde, là ça laisse des métastases partout et alors t'es foutue. »

Bras Droit :

« Est-ce que ce n'est pas en te gardant que je suis foutue, j'ai envie de vivre et tu m'empêches de me lâcher, de me laisser aller. »

Bras gauche :

« Les parasites se développent aux dépends de la créature qu'ils utilisent mais ils leur sont parfois utiles. »

Bras Droit :

« Je ne veux plus que tu sois là, que tu m'utilises, que tu me possèdes, je ne veux plus que tu me bouffes. Si ça continue, je vais recommencer à te lancer contre les troncs d'arbre. »

Les promenades au cimetière

Un enfant maltraité ne parle pas,
alors, parlez pour lui.

Campagne de prévention
« Enfance et partage »

Dans la même période, mes grands parents maternels prennent l'habitude de venir passer leur jeudi après-midi chez nous. L'Autre joue à la belote avec mon grand-père. Ma grand-mère Marthe accompagnée de sa fille Marthe et de sa petite fille Martine, elles, vont au cimetière.... Elles vont sur la tombe de Camille. Camille, ce bébé né hors mariage et décédé à l'âge de deux mois. Chaque semaine, j'ai l'impression de faire un pèlerinage. Je marche à côté de ma mère et de ma grand-mère. Ai-je de l'importance pour elle ? Je ne participe pas à leur discussion, je suis à côté, j'écoute, je m'imbibe de leur présence et de leur attachement mutuel. Sur le chemin, je sentais ma mère heureuse. Quel paradoxe : j'éprouve moi aussi de la joie à me rendre sur une tombe ! Est-ce que je n'ai pas assimilé attention maternelle avec amour et mort. Ma mère marquée par ce premier enfant perdu ne me fait-elle pas passer le message « tu n'auras de l'importance pour moi que si tu « fais » la morte ». Il n'y a que la mort qui est importante. Le reste n'est rien... et... tu es une fille... tu vois bien que, nous dans cette famille... ce sont les garçons qui ont de l'importance ! C'est seulement aujourd'hui que je prends conscience de cet enjeu. À l'époque, j'aimais à me retrouver uniquement entre femmes. **Me retrouver** un court après-midi **fille avec ma mère et ma grand-mère** et « ressembler à une petite fille ». J'oublie le reste. Je savoure le moment présent : je ne suis pas en danger. Le vautour est occupé... Malheureusement, mon grand-père repartait souvent avant que nous ne soyons revenues du cimetière. Alors, ma yenne attitrée flaira le cadavre et me posa une nouvelle exigence.

Je devrais prétexter un travail ou le manque d'envie de les accompagner. Une fois mon grand-père parti, nous aurions du temps pour nous… En me disant cela, il jubile : il a trouvé une occasion supplémentaire de faire l'« amoureux ».

Moi, je tente de me barricader à nouveau. Mais comment me défendre face à cette nouvelle attaque ?

Une fois de plus, j'abdique. Je quitte à nouveau l'univers semi-protecteur des femmes pour me retrouver entre les pattes de ce chacal.

Le couloir de la mort

Où est le bout de ce couloir de la mort ?

Quelqu'un peut-il me dire ce qui se passe ce soir ?
Encore dans le noir et remplie de désespoir…
Je me traîne, pas d'énergie, je n'ai plus envie
La foi qui parfois m'habite, elle aussi… partie !
Tout est trop lourd, pourquoi continuer à vivre ?
Si mes enfants me perdaient, pour eux, il faut tenir.
Pourtant je suis là, au fond, tout au fond du trou
Et comme dans le passé je me donne des coups
Je n'ai envie de rien, me mettre au lit et dormir
Oui, c'est ça, dormir, mourir, pour ne pas sentir
Même les somnifères ne sont plus assez puissants
Des nuits sans sommeil comme quand j'étais une enfant
Pourquoi cette solitude, pourquoi cet abandon ?
Pourquoi n'y a-t-il eu que de la trahison ?
L'insouciance ne pourra jamais être pour moi
Abandonnée, je ne vivrai que le désarroi

MB

Bonnet rouge

Presque toutes les femmes et jeunes filles avec lesquelles nous avons parlé pouvaient accuser leur mère de ne pas les avoir aidées, de ne pas avoir réagi, d'avoir négligé leurs signaux.

Pères criminels, page 115[6]

Ma mère ne communiquait pas. Elle sait, certes, parler des choses matérielles mais pour ce qui sort du strict nécessaire, il ne faut pas compter sur elle. Elle ne m'avait pas parlé des « règles ». Ce mot d'ailleurs n'existe. On parle de « machins ». Je n'ai pas de souvenir de mes premières règles. Je n'ai pas de souvenir physique. Ce qui est profondément ancré, ce sont les mots qui ont accompagné cet événement. Les mots de l'Autre, bien sûr. Il était si fier de faire mon éducation sexuelle.

Beaucoup de filles attendent cet événement avec impatience : elles vont enfin être grande, elles vont enfin être des femmes… du moins, c'est ce que je m'imagine.

Moi, on me fait faire la femme depuis bien longtemps… alors les règles ne seront pas un événement particulièrement heureux. J'associais leur arrivée à un danger. Maintenant que je suis une « femme », il va falloir que je fasse ce que les femmes font : faire l'amour. En réalité, me laisser pénétrer avec une peur supplémentaire : « celle de tomber enceinte ».

Un soir, je les accompagne dans une « grande ville ». Une ville moyenne en réalité, mais pour moi c'était une grande ville. C'était la première fois que l'on s'y rendait.

Nous sommes rentrés au Monoprix. Ils m'ont acheté un bonnet et une écharpe. Je les ai choisies de couleur rouge. J'étais heureuse car vraiment j'avais choisi ces accessoires avec mon âme d'enfant, et ce rouge me plaisait vraiment.

C'était en automne. Le crachin froid nous transperçait mais avec mon bonnet et mon écharpe, je me sentais bien. Je crois réentendre sa voix « depuis que tu as tes machins, tu aimes vraiment le rouge ». Là où le froid humide a échoué, lui réussit en l'espace de dix secondes. Il révèle à tous que je suis réglée… Et ma mère se tait… ma mère entend et se tait. Moi, je n'existe plus, je suis devenue un fantôme. Puisqu'il peut se permettre de me « déshabiller » en pleine rue sans provoquer la moindre réaction, c'est que je suis transparente. Transparente comme un fantôme. Je n'existe pas.

6. Op. cit.

Mon prénom est Marie

Ainsi, de naissance en naissance, alimentés par la sève de la vie, accéder à l'existence

Jacques Salomé, *Si je m'écoutais, je m'entendrais*

Je n'existe pas. D'ailleurs ils ne m'ont jamais appelé Martine. J'ai du être appelée « tiote » qui veut dire petit en patois. Ce « tiote » est connoté tellement positivement que cela ne me gène absolument pas. La « tiote », c'est la petite fille qu'on aime. Martine était le prénom officiel : celui de la représentation, celui de l'école. À la maison, c'était Marie. Ils n'ont cessé de m'appeler par ce sobriquet qu'après le dépôt de plainte contre lui. Ils n'ont reconnu mon identité que lorsque j'ai enfin pu parler. « Marie » « Marie la bonne à tout faire » « Marie, couche-toi là ! » « La Marie ».

Finalement, ne m'ont-ils pas rendu service ? Si j'existais sous le prénom de Marie, cela voulait dire que pour eux Martine n'existait pas. Pour moi, je ne crois pas être parvenue à penser cela mais au moins, en m'appelant Marie, il ne touchait pas à Martine. Appelez-moi « Marie », ainsi, vous laissez à Martine toutes les chances de se fabriquer son monde intérieur. Marie est aussi le nom de la vierge. La vierge Marie. Quel paradoxe ! Elle est celle qui se sacrifie : là nous nous approchons plus de ma vérité. J'ai dû **me sacrifier pour leur permettre de vivre**. J'ai du me taire : mon silence, mon secret… Le secret d'être une femme avant d'être une fille.

Ma mère était à la maternité car elle venait d'accoucher de « leur fils ». Il est mon cadet de sept ans. J'avais donc sept ans. Il m'a considérée comme la femme de la maison. Il fallait laver le sol. Je ne savais pas le faire. Je me souviens de son harcèlement à me faire exécuter chaque geste de cette opération en m'humiliant. Je me souviens notamment qu'il fallait essorer la serpillière. Je n'avais pas la force de le faire. Il se tenait à côté, il insistait, je pleurais mais il ne m'aidait pas. Qu'est-ce que cela a pu lui apporter ? Quel part de sadisme dans ce mec-là ! Sadique, profiteur : cela aurait été si facile pour lui de laver le sol puisqu'il m'expliquait chaque geste en détail, mais le plaisir était bien plus grand à imaginer cette gamine dans l'image d'une femme en la faisant travailler ainsi.

La table de la cuisine

Il faut de grandes ressources d'énergie positive et une grande force pour intégrer de tels événements, pour supporter et dépasser son sentiment de culpabilité, pour ne pas retourner l'agression contre soi-même.

Pères criminels[7]

Le caractère de cet homme finit par poser des problèmes. Il n'avait aucune fonction dans le foyer des jeunes mais il se mêlait de tout.

Alors le maire congédia ma mère en prétextant que la personne qui prendrait le poste aurait des fonctions plus élargies qu'elle...

J'ai vécu ce renvoi comme une injustice. Elle faisait correctement son travail. Elle restait estimée de tous mais l'homme avec qui elle vivait *faisait trop de bruit*. Il n'avait aucune légitimité pour intervenir dans cet endroit et pourtant il posait problème. Ce renvoi correspondait à une période post électorale où il avait fait campagne contre le maire. Nous habitions là parce que mon grand-père avait obtenu ce poste « par relations » et lui se permettait de faire campagne contre le maire...

Ce renvoi, cette exclusion, je la pris comme une atteinte personnelle. Pourquoi ?

Toujours est-il, qu'il fallait partir et naturellement le seul logement qui nous était proposé était un logement de coron. Cette fois-ci, c'était la fosse numéro sept.

Un nouveau déménagement se préparait. Encore un déménagement...

Un matin, il s'approche, nous sommes seuls. Il me dit : « au repas, je dirai que je vais porter des chaises à la maison. Je te demanderai si tu veux venir, et tu répondras « oui ». C'est un ordre, j'obéis. Moi, la gourmande, la goinfre, j'ai du mal à avaler mon repas. Le moment attendu arrive. Je dis « oui ».

Nous embarquons les chaises. Dans la voiture, je suis assise devant.

Après, à peine cinq minutes, nous parvenons à destination.

« Tu te mets sur la table, tu écartes tes jambes, tu verras, ça ne fait pas mal ».

Je pleure, il ne comprend pas que je puisse pleurer.

Il baisse son pantalon. J'ai enlevé mes vêtements du bas et ma culotte. Je ferme les yeux, je sers les poings, je pleure.

Rien ne l'arrête. Mais c'est sec, mes muscles sont tendus. Il ne parvient pas à « rentrer ». Il prend de sa salive et mouille. Moi, je ravale ma salive.

7. Op. cit.

Je ne peux plus être là, à 12 ans, sur cette table de cuisine en train de me faire « prendre ».

Ça y est, il y parvient. Moi, je ne le vois pas. Jamais, je ne pourrai le regarder quand il renouvellera si souvent ce geste. Mes poings sont serrés, mes yeux ne pleurent plus, ils sont fermés pour mieux me protéger. Son ventre, que dis-je, son ballon me touche. C'est dégueulasse

Il éjacule à l'extérieur. Il est content de lui. Il me dit « tu vois que ce n'est pas si terrible que ça ».

Non, ce n'est pas si terrible que ça : je n'ai même pas saigné ! Il vient de m'exploser, mais ce n'est pas terrible car ça ne se voit pas.

Il remonte son pantalon. Je me rhabille. On rentre : il ne faut pas que les autres voient que j'ai pleuré.

La découverte par ma mère

Comment est-ce possible qu'une jeune fille subisse pendant des années des sévices sexuels sans que rien dans son comportement ne traduise ce qui lui arrive, comment peut-elle affronter sa vie quotidienne sans que les mères, les maîtresses... toutes celles qui les côtoient chaque jour ne remarquent quoi que ce soit ?

Pourtant toutes les jeunes filles ont pourtant émis des signaux très clairs.

Presque toutes les femmes et jeunes filles avec qui nous avons parlé, pouvaient accuser leur mère de ne pas les avoir aidées, de ne pas avoir réagi, d'avoir négligé leurs signaux. Il arrive assez souvent que la mère livre consciemment sa petite fille à l'homme – que ce soit pour le garder auprès d'elle, par haine de sa fille, par peur ou par désarroi.

Qui peut admirer une femme qui livre son époux à l'opinion publique ou à la justice ? Elle doit rester à ses côtés, surmontant tous les obstacles, attentive, compréhensive- elle doit pardonner. Elle ne doit pas le laisser tomber.

Toutes ces paroles sont extraites du livre *Les pères criminels...*

Moi, je suis en classe de quatrième. Ma mère nous a « surpris » lui et moi alors qu'elle vient lui apporter son café au lit. Que s'était-il passé pour que ce matin-là, elle soit venue plus tôt ? Je n'arrive pas à me souvenir des circonstances exactes. Je sais que je suis partie au collège avec la peur au ventre. « Ma mère sait »... il va y avoir du « grabuge » à la maison, cela me fait peur, me paralyse mais en même temps, enfin des positionnements vont devoir s'opérer. Jusqu'à présent, je sentais qu'elle savait, mais rien ne me le prouvait. Avec ce qui vient de se passer ce matin, il est obligatoire de clarifier la situation. Je me souviens être dans le gymnase, je regarde les autres filles, ces filles qui ne sont pas comme moi et je me dis : ce midi, il va falloir affronter. Affronter quoi ? ? ? Je n'ai rien trouvé de ce qui aurait pu me sauver. Je suis rentrée, j'ai senti la haine qu'elle manifestait à sa rivale, mais pas un mot. Elle sait mais… elle ne va rien dire, elle ne va rien faire, elle va **laisser faire**. **Abandonnée, elle m'a abandonnée.**

De ma bouche

De ma bouche, il ne sortira pas un mot
La parole n'y a pas sa place
Et pourtant….
Et pourtant,
Il fut un temps où cette bouche aurait voulu dire
Il fut un autre temps où elle aurait pu dire
Il fut encore un autre temps où elle a un peu dit
Mais ce qu'elle disait, personne ne l'entendait
C'était comme si les sons qui en sortaient étaient vides
Vides de sens, des mots vides, des mots sans vie.

Alors petit à petit, plus rien n'est sorti
Le chemin était trop abrupt
Il a fallu se retourner, renoncer
Tout ce qui ne pouvait sortir est naturellement et durablement rentré

J'ai alors entendu des mots qu'une enfant n'aurait jamais dû entendre
J'ai eu des peurs qui ne sont pas celles de l'enfance
J'ai appelé à l'aide, on ne m'a jamais répondu
J'avais mal, j'étais seule mais il ne fallait pas parler.
J'ai voulu dire non, je n'en avais pas le droit
Tout s'est accumulé, tout a stagné
De plus en plus, j'ai été pressée
De plus en plus, j'ai été manipulée
Il fallait obtempérer, je m'exécutais
Et tout cela sans un mot
Le mot est dangereux
De ma bouche, le mot ne peut pas sortir !

Tel un animal sauvage, pour me sauver, j'aurais dû hurler

Comme un animal blessé, à l'instinct de survie aiguisé qui a compris que pour se délivrer momentanément du piège,… il doit lâcher

Lâcher pour se libérer, Lâcher pour sauvegarder sa vie

Désarmé devant autant d'adversité

Il fait semblant et se tait.

Il fait semblant et en silence serre les poings et… pleure

Il pleure en silence, il ne faut pas qu'on l'entende.

Une source d'eau, c'est beau.

C'est clair, c'est joyeux, c'est gai.

Mais oh combien elle peut être dangereuse.

Si elle ne trouve pas à s'écouler, elle va stagner, croupir ou…

Lâcher dans un dernier soupir.

J'ai mal, cette pression me fait mal, je ne la supporte plus.

Alors que bien souvent, j'ai refusé un discours me demandant de ne pas confondre le présent et le passé, aujourd'hui, je revendique ce passé : non pas comme un handicap mais comme une force. La force de **ne pas accepter l'inacceptable**, la force de me faire entendre même quand on ne veut pas m'écouter, la force de ne pas accepter la même pression que celle que j'ai supportée dans le passé.

J'ai mal et je suis à bout de force.

Je n'arrive pas à hurler pour me libérer et libérer cet animal sauvage coincé au fond de ma gorge.

Je suis « retombée » en dépression mais paradoxalement je dis que ce n'est pas grave.

Non, cette dépression, m'a obligé à me poser, à me reposer, à souffler et **à mieux repartir**.

Le camping

La souffrance a ses limites, pas la peur.

Arthur Koestler

Mes débuts sur la table de la cuisine me signifient qu'il va y avoir de la lutte. Encore de la lutte.

Nous avons emménagé dans cette maison de la fosse sept. Le sept de la rue Braisette. En dehors de toute mon histoire, c'est le genre d'adresse que l'on ne peut pas oublier. C'est une maison de coron classique. Vous entrez. À gauche, la porte qui mène à la cave (des événements se sont produits dans cette cave mais ils sont si enfouis que je n'arrive qu'à en conserver l'émotion : une terrible peur et un dégoût d'être salie dans ce trou à rats). À droite, celle par laquelle on pénètre dans la cuisine. Derrière on entrevoit la pièce qui sert de salon, salle à manger. Juste en face de ces deux portes, une troisième : la porte de l'escalier qui conduit aux chambres. Cet escalier est abrupt. En haut, les pièces sont en enfilade. Dans la première, ce sera les garçons qui dormiront. Dans la deuxième, il y aura les adultes. Cette chambre d'adulte traversée, on parvient dans une chambre qui n'en est pas vraiment une car c'est une toute petite pièce. Évidemment, ce sera ma chambre.

Dans cet appendice, il n'y a pas de vraie fenêtre, juste une ouverture sur le toit. Quand nous avons été installés dans cette maison, je m'adonnais chaque soir au même rituel. Chaque soir, je priais, je faisais une prière pour que Dieu fasse en sorte que demain matin, il ne m'appelle pas dans son lit. Mes prières n'ont jamais été entendues.

J'ai cessé de prier. J'ai cessé de croire en l'idée qu'un sauveur pouvait intervenir dans ma vie. Si ce n'était pas dieu qui intervenait, peut-être alors ce serait mon père ? Je m'invente une rencontre entre ces deux hommes : je rêve de cette confrontation et bien sûr si ce père et celui qui avait usurpé sa place doivent se défier pour moi, l'Autre serait battu, écrasé, écrabouillé par mon père. Cette bataille n'a jamais eu lieu que dans ma tête…

Aujourd'hui, je peux commencer à reconnaître une certaine forme de spiritualité qui m'habite car finalement sans elle, je ne serais certainement pas à ce point de mon cheminement. Cette spiritualité n'a pas encore de forme bien définie, elle est là, cela me suffit amplement pour l'instant.

Avant de m'endormir, je priais en me disant que j'étais, grâce à cette fenêtre près du ciel, si proche de Dieu qu'il ne pouvait pas ne pas m'entendre.

Pourtant, la réalité est bien là. Chaque matin, je dois, après le cérémonial du café servi au lit par ma mère, rejoindre sa majesté le profiteur. Il ne me pénètre pas au lit. Quand il me pénètre dans cette chambre, j'ai les mains appuyées sur le rebord du lit, la culotte juste un peu baissée (si on surprenait un bruit, il faut vite réagir), et j'attends qu'il me « prenne » par-derrière.

Parfois, il n'y parvient pas, car soit il n'est pas assez excité pour que son sexe soit assez dur, soit je suis tellement contractée que j'en deviens impénétrable.

De toute façon, pour moi, son échec n'est même pas une victoire car cela le mettait dans une rage folle et je le paierai toute la journée par des méchancetés de sa part. Je n'aurai jamais de victoire contre lui.

L'été arrive. Il a décidé de partir en vacances. Nous irons dans le sud. Ils ont acheté une caravane pliante. Nous manquions de tout mais lorsqu'il s'agissait de satisfaire un de ses caprices, alors les vannes de l'argent s'ouvrent et il obtient satisfaction.

Il obtient satisfaction pour ce genre de caprice, alors qu'il est capable de renverser la table de cuisine pour un problème de « part » alimentaire… Un soir, Thierry s'est servi d'un morceau de camembert, que l'autre a trouvé exagérément gros. Il le chapitre, Thierry ose lui répondre que lui ne se gène pas pour se servir de « gros morceaux ». Il ne supporte pas cette remise en question de son autorité et renverse la table de la cuisine. Personne ne dira rien de plus, surtout pas ma mère. Il part regarder la télévision, le repas est terminé pour ce soir. Alors, bien que vivant ce genre de restrictions, de terreur, il « nous emmène » en vacances et il est bien sûr hors de question de remettre en cause ce choix. La caravane étant trop petite, mes frères coucheront dans une tente Ils sont adolescents, ils s'en réjouissent. Pour moi, bien sûr, ce sera la caravane. Avant de partir, je l'implore de me laisser tranquille pendant les vacances. Je rêve à de vraies vacances. Pour réponse, il me propose un marché. Si je veux cette tranquillité, alors je dois accepter de me laisser « pénétrer par les fesses » (le mot utilisé par les adultes, je ne l'aurais pas compris).

Ainsi, il essaya à plusieurs reprises. Il ne réussit pas. J'étais contractée… j'avais tellement envie d'être tranquille pendant les vacances, que je laissais les tentatives se réaliser. Mais, non, **mon corps disait non**. Alors, je serais punie… Pendant trois semaines, chaque matin, quand ma mère se lève de la caravane pour aller aux toilettes, moi j'attends de me faire « prendre », j'attends qu'il me possède. « Possède » c'est le mot qu'il utilise. Mais non, il se trompait… il ne me possédait pas, car ma tête lui échappait. Je fermais les yeux et je m'enfermais en moi…

Ces vacances au camping ont cessé quand, ils ont pris la décision, de quitter le nord de la France pour aller s'installer dans le midi.

Encore un déménagement…

Encore une fuite…

Mon corps

Mon corps, tu ne voulais que de la tendresse
Innocent, tu ne voulais pas que l'on te blesse
Mon corps, me seras-tu à jamais inconnu ?
À cause de ses yeux perfides qui si tôt t'ont vu

Mon corps, un jour sur toi s'est posé ce regard
Il t'a transpercé, tu n'y pouvais rien, trop tard !
Mon pauvre corps, tu m'es devenu étranger
Car le corps d'un autre t'a transpercé, violé

Mon corps, tu aurais pu être mon cher trésor
Solide, sain, tu aurais été mon support
Tu n'as été ni admiré ni respecté
Je t'ai haï, j'ai dû t'oublier, te déformer.

Mon corps, ma tête t'a refoulé, s'est décollée
L'un et l'autre, vous ne pouviez vous supporter.
Tu as si souffert de la peur, de la terreur
On ne pouvait plus t'atteindre dans ton intérieur

Ces blessures réapparaissent dans les cauchemars
Réussir à re-sentir, sans qu'il soit trop tard ?
Toutes ces blessures et ces émotions refoulées
Pouvoir les retrouver pour m'en débarrasser

En revenant à la source, apercevoir la lumière
Nous réconcilier et te sortir de l'enfer
Mon corps, j'aimerais t'aimer, t'habiter
T'écouter, faire la paix, amis à jamais

MB

Encore un déménagement

Quand on est sous la pression de quelqu'un,
quand on a peur, on n'est pas
capable d'assimiler quoi que ce soit.

Pères criminels[8]

J'ai quinze ans. Les années de collège se sont terminées par l'obtention du brevet. Cet été nous déménageons. Nous quittons le nord de la France pour la côte méditerranéenne. Quand je reverrai mon oncle bien des années plus tard, il me dira que mon père et d'autres personnes commençaient à avoir des doutes et que c'est pour cette raison que l'Autre aurait pris la fuite...

Ils avaient des doutes... mais quand on a des doutes, on se bouge, quitte à se tromper mais on ne laisse pas sa fille partir à mille kilomètres !

Nous démarquons dans un petit village, Seytes, où l'autre a retrouvé une connaissance de l'usine de ciment. Mes deux frères ont obtenu CAP et BEP. Lui ne travaille toujours pas. Je me souviens qu'ils ne savaient pas comment payer le déménageur mais pourtant, ils sont partis. Il fallait donc que ce soit urgent pour fuir dans ces conditions !

Nous avons quitté l'univers des corons pour nous retrouver dans un village aux couleurs du soleil. Le soleil, pendant les trois années où j'habiterai dans cette maison, je ne l'apercevrai pas beaucoup. Il est dehors mais je ne parviens pas à le faire traverser ma forte carapace : **à l'intérieur, il fait toujours aussi froid.**

En face de notre logement, il y a une famille italienne. Des immigrés, eux aussi : ils ont fui leur pays mais pas pour les mêmes raisons que nous. Dans cette famille, une des filles a fait ses études dans le lycée dans lequel je suis affectée. Ma mère et lui sont très fiers de ma « réussite scolaire ». Alors, quand elle nous explique que si on veut réussir au lycée, en habitant un village aussi éloigné de la ville, il faut être interne et que cela éviterait une fatigue trop importante.

« Interne » dans ma tête, je me mets à rêver... Cela veut dire que du lundi au samedi, je ne serais pas avec eux ?

Ce n'est pas possible, jamais il n'acceptera.

Je ne parviens pas à me souvenir comment ce miracle a pu arriver et quel acte supplémentaire j'ai du accomplir, mais le résultat est là : je vais être interne. Mon premier pas vers la **liberté**.

Cette victoire sera lestée d'une grosse épreuve, qui elle aussi durera trois ans. En côtoyant chaque jour, chaque nuit, des filles de mon âge, je vais res-

8. Op. cit.

sentir le ravin qui me sépare d'elles. Je suis différente. Tellement différente. Pour commencer, je n'ai aucune autorisation de sortie : ni le mercredi après-midi, ni au moment du repas. Je suis la seule dans ce cas-là. Je dois me dérober et trouver une explication auprès des autres : non, cela ne me dérange pas de ne pas sortir… j'ai envie de réussir… il faut que je travaille. J'y ai même cru : je me souviens avoir calculé le nombre d'heures d'études dont je disposais pour réaliser mon travail personnel. C'était oublier que ma tête n'était plus capable de se concentrer sur les apprentissages. Je me suis accrochée : il fallait que je réussisse à l'école pour m'en sortir et en même temps donner le change de la gentille jeune fille qui ne sort pas car elle est studieuse.

Je ne peux pas vivre une deuxième honte : niée dans mon intimité, je me dois d'être reconnue publiquement, dans les apparences de la réussite scolaire.

Toutes les autres ont de l'argent de poche. Mes poches restent fatalement vides. D'ailleurs, à quoi me servirait-il cet argent puisque je demeure dans le lycée du lundi au samedi….

Dans le dortoir, nous sommes par box de quatre lits.

Dans le nôtre, il y aura Michèle, Laurence, Carole et moi. Nous sommes toutes en seconde C, la classe d'élite de l'époque. Parler de Carole m'est très difficile. J'étais très liée à elle, mais en même temps elle était tout ce que je ne serais jamais. Elle était jolie, elle avait les autorisations de sortie. Elle brillait scolairement. Moi, au lycée, je ressens une trop grosse déchirure entre mon monde intérieur secret et l'extérieur. Mon énergie est pompée par la gestion de tous mes conflits internes et je m'effondre. Je vis ces résultats comme un échec. Je ne supporte pas de ne pas comprendre. Je me sens en difficulté là où était ma défense.

Avec Carole, nous sommes proches. Surtout le soir, car dans la journée, elle a d'autres relations, et surtout, elle a ce « fameux passeport pour sortir du lycée ».

Je suis jalouse de sa liberté, de sa réussite, de sa beauté (moi qui suis maintenant un « boudin »). Malgré ce sentiment, nous sommes très attachées. Je n'ai pourtant jamais pu lui parler. Elle vivait une adolescence classique, elle se confiait à moi… Et moi ? Mentir, toujours mentir. Toujours marcher sur un fil. Passer l'été à préparer des chips « maison » pour les nombreux nordistes qui venaient chez nous pendant qu'elle séjournait en Angleterre et rencontrait son premier flirt. Pendant ces trois années d'internat, j'écoutais les petits malheurs et questionnements de mes voisines de lit et je supportais mon emprisonnement.

Elles se posaient des questions sur tout, elles étaient minces, elles découvraient leur féminité et moi je me faisais prendre deux fois par week-end sur le capot de mon « taxi » qui venait si gentiment me cueillir à la sortie des cours du samedi.

De trimestre en trimestre mes résultats scolaires chutaient. Je ne pouvais plus « tout » gérer. Faire semblant, toujours faire semblant : mentir dans la famille, mentir au lycée : nulle part à ma place et partout seule, toujours seule. **Personne à qui me confier**.

La mère de Carole m'avait appris que sa fille avait été malade pendant quinze jours quand elle avait appris « mon histoire ». Elle avait manqué l'école (très dangereux à l'approche du bac !!!). Carole ne m'en avait jamais rien dit alors même que nous avions passé une partie de l'été ensemble.

Et nous avions continué comme avant : nous étions nous aussi en train de nous mentir mutuellement en disant « Allez, ce n'était pas si grave, vivons maintenant ! ». À la rentrée, elle allait en lettres sup où là encore elle brillerait… Moi, je ne savais ni à quelle fac j'allais m'inscrire, ni où j'allais dormir…

La descente aux enfers

Le monde est dangereux, non pas à cause de ceux qui font le mal, mais à cause de ceux qui regardent et laissent faire.

Albert Einstein

Samedi midi. La semaine au lycée se termine. Cela signifie que j'en ai terminé avec mon statut de « lycéenne en attente de délivrance ».

Certes, la tête n'a pas été dégagée de toutes mes difficultés mais au moins, je n'avais pas à craindre qu'il déboule avec un nouveau plan permettant de « se retrouver ». Pendant ces semaines de lycée, ma grosse difficulté vient de ma différence. Je suis en observation devant les autres filles de l'internat. Comment fonctionnent-elles ? Je trouve parfois très puériles leurs interrogations ou leurs remarques mais oh combien je les envie lorsqu'elles reviennent le lundi avec quelque chose à raconter.

Moi, que pourrais-je raconter ? Que le week-end, quand je rentre, il faut que « je passe à la casserole » pour compenser la semaine de manque qu'il a pu avoir. Il va falloir que je paye pour l'avoir laissé dans le doute d'une tromperie de ma part, pour le cas où j'aurais une relation avec un garçon. Quelle relation ? **Je suis morte de peur**, morte de peur car j'ai la sottise de croire en ce qu'il me dit. Comme je les envie d'avoir peur d'embrasser ou d'avoir leur premier rapport sexuel. D'avoir peur de ce que cela va leur faire. Et non pas la peur des représailles. Je les envie, je ne leur dis rien et je fais semblant.

Le samedi midi, quand la sonnerie de la fin des cours retentit ; il faut faire vite. Il attend en bas des escaliers. Je dois éviter toute rencontre. Je dois aller le plus vite possible. Je cours, je descends ces escaliers le plus vite possible mais à la juste limite pour que cela ne paraisse pas suspect aux yeux des autres filles internes qui pourraient se demander pourquoi j'ai besoin d'aller aussi vite alors que je n'ai pas la crainte comme elle de manquer mon bus… puisque mon chauffeur particulier attend… Je dois faire vite car nous devons arriver à une heure correcte à la maison tout en ayant pu satisfaire ses besoins.

Mais pourquoi ai-je cru pendant tant d'années que ma mère ne savait pas ? Elle savait, et moi, par peur de me faire repérer, je « marchais » dans leur jeu et je faisais tout ce qu'il fallait pour être de retour à cette heure « plausible ».

Les autres internes, soit elles prennent le bus tranquillement, soit on vient les chercher mais en famille.

Lui, s'est arrangé pour être le seul à m'attendre. S'il n'est pas seul, je le sais à l'avance… dans ces conditions au contraire des autres samedis, je dois ralentir mes gestes : gagner quelques minutes pour arriver plus tard à la voiture. Lui, en gagnera d'autres pour justifier que seuls ou accompagnés, la durée du voyage du lycée à la maison est la même. Il ne savait pas rédiger une phrase correctement mais le sens de la stratégie, par contre, il l'avait maîtrisée.

Quand il est seul pour venir me chercher, seul, il prend des risques. Il roule vite, il se gare mal pour être au plus proche de la sortie. Il doit y être au moins une demi-heure à l'avance. Ce moment que je redoute tant, lui l'a attendu toute la semaine. Tout en lui doit être en effervescence.

Je l'aperçois, avec son pantalon démodé, son crâne dégarni… Aurais-je droit à une remontrance à cause de mon manque de rapidité ? De toute façon, je ne dirai rien. **Je ne suis que silence**. Je reçois, je suis l'éponge mais je ne peux et ne dois surtout rien dire.

Une fois le centre ville quittée, on atteint le périphérique. La nouveauté du moment, c'est qu'il se déboutonne et que je dois le masturber. Je fais ce geste avec la main gauche. Est-ce pour cela, que c'est dans ce bras que les « fourmillements » ont été les plus tenaces ?

Oh ! Quelle sensation de pouvoir il devait ressentir à ce moment-là ! Conduire tout en se faisant masturber par une jeune fille qui, si la logique de la vie avait été respectée, aurait dû accomplir ce geste avec des garçons de son âge.

Mais c'est à lui qu'elle le fait, à lui cet homme âgé, amoureux fou d'elle, et dont il pense qu'elle ne peut l'être qu'en retour !

Nous roulons donc sur ce périphérique. J'ai peur d'être vue, j'ai peur qu'il ait un accident et que l'on découvre ce qui se tramait dans cette voiture.

À chaque fois, nous passons devant un motel et invariablement, il me dit son envie : louer une chambre pour véritablement faire l'amour avec moi. Je ne dis toujours rien mais je me jure à l'intérieur de ma carapace que jamais il ne m'aura de cette manière-là. S'il y parvenait, alors, je serais réellement morte et fichue. Tant que ma tête résiste et qu'il ne peut que pénétrer et me demander des gestes qui ne m'obligent pas à paraître sa « vraie » amante, je peux encore tenir.

Ce qu'il dit là, me fait monter de la tension, et le seul moyen d'y faire face, c'est d'**imaginer les moyens de résistance**. Un calculateur contre une qui cherche tous les moyens de déjouer ses plans, lequel des deux gagnera ?

Je m'aperçois en écrivant, que je repousse le moment de décrire ce qui se passait lors de ce chemin de retour du lycée à la maison. J'ai du mal à penser le mot maison dans le contexte de l'époque. Aujourd'hui quand je pense « maison », je pense à celle dont j'ai fait le plan, suivi le chantier et qui m'abrite avec ma famille. Pour moi, une maison a un toit qui abrite, qui protège. Cette maison et toutes celles où j'avais pu vivre auparavant ne m'a jamais abritée et c'était toujours la maison des autres, des adultes mais pas ma maison. Je me concentre, ça y est, je m'y vois à nouveau dans cette voiture. À l'approche de notre destination, la tension montait de plus en plus mais la résignation l'accompagnait à la même hauteur. Les émotions qui étaient là étaient bien trop fortes pour être supportables alors je « coupais ». Je me coupais de mes paniques et même si ce que j'allais vivre allait m'atteindre, cela ne m'atteindrait jamais autant que si ma tête n'était pas partie ailleurs que sur ce capot de voiture.

Je préparais mon corps à l'opération d'abnégation, et ce qu'il allait me faire, se ferait, se referait et se referait. Mais, moi, je n'y serais plus que physiquement… **ma tête me protège et a tout bloqué**.

Il ouvre à nouveau son pantalon. Il n'a même pas besoin de demander : je baisse le mien, je m'assois sur le capot (bizarre qu'avec mon poids, personne n'ai remarqué le creux que cela avait fini par créer), je relève mes jambes et j'attends. Je le laisse s'exécuter mais je supporte mal le fait qu'il veuille toucher mes seins alors je ferme les yeux, je sers les poings et j'attends. J'attends avec la trouille qu'il ne soit pas capable de « se retirer à temps » et que je me retrouve enceinte. Ce qui arrivera d'ailleurs.

Quand, c'est fini, vite, il faut rentrer avant que la famille ne s'inquiète du retard. Pas un mot (ou quelques mots de satisfaction de sa part) sur ce qui vient de se passer. Il y a parfois des recommandations, des ordres sur ce qu'il faudra dire ou de pas dire quand nous serons arrivés avec les autres. J'espère que ç'en est fini jusqu'à lundi matin et qu'il ne trouvera pas une occasion de me coincer à un autre moment du week-end.

Un jour, j'avais mes règles. La scène du capot s'est déroulée comme toutes les semaines.

Son pantalon a été tâché de sang, il s'en aperçoit mais ne parvient pas à l'enlever. Arrivés à la maison, ma mère entre dans une colère folle. Elle le fait sortir dans la cour, je sais ce qu'elle lui montre. J'ai peur. **Mon enfance, mon adolescence, ma vie d'adulte ont été saturées de ces terreurs-là**. Que va-t-elle faire ? Je vois de la haine dans ses yeux. Et je me dis que c'est normal que ma mère ne puisse pas m'aimer, puisqu'elle sait qu'elle est trompée par sa propre fille.

Mais en même temps, si ça pouvait être enfin le déclencheur pour qu'elle fasse cesser tout cela... Que se sont-ils dit dehors ? Ils rentrent et tout revient à la normalité. Je me sens sale, dégoûtante. Puisque ma mère, qui maintenant sait encore plus, ne fait rien pour me défendre, c'est que forcément tout ce qui se passe est de ma faute. C'est de **ma faute**... tout serait donc de ma faute ? Alors j'ai intérêt à la boucler et faire ce qu'il me demande. Car **de quoi seront-ils capables ces deux-là** ?

La mort

La victime doit se battre contre les préjugés,
il ne s'est rien passé, ça n'est que peu de choses.

Pères criminels[9]

Ce que je redoutais tant est arrivé. Je n'ai pas eu mes règles à temps. À qui me confier ? Auprès de qui trouver du réconfort ? Personne. Il n'y a que lui avec son pouvoir d'adulte qui peut me sortir de là.

Comment a-t-il fait, je ne l'ai pas compris. Il est allé voir le médecin traitant, lui a dit que ma mère n'avait pas ses règles.

Ce médecin, sans aucune consultation, lui fait la prescription d'injections. Il se rend à la pharmacie. La pharmacienne lui demande si elle doit appeler l'infirmière. Il répond que non, il s'en chargera. Il ne l'appellera pas... bien sûr... puisque c'est lui qui me fera ces injections. Je suis appuyée contre la voiture, j'ai peur qu'il me fasse mal avec sa piqûre, j'ai peur qu'il se rate et j'ai vraiment l'impression d'être un animal d'expérimentation.

9. Op. cit.

Son animal, son objet sur qui il a même le pouvoir de supprimer la vie qu'il a mise. C'est du poison qu'il m'injecte. J'ai envie de crever. Crever, disparaître, que tout cela s'arrête, merde !

Mais je suis donc aussi nulle pour qu'ils aient tous ces droits sur moi ! ! !

La vie (quel pléonasme) reprend son cours et personne… ni lui, ni moi, n'en reparlera…

Cette fois-ci, j'ai seize ans. Exactement l'âge auquel ma mère a perdu son premier enfant Camille. Cet enfant, né hors mariage. J'ai trop tardé ? Non, la même injection que ci-dessus a eu lieu mais il a dû se rater. Je n'ai pas reçu la dose suffisante de ce produit car il s'est raté.

Qu'à cela ne tienne, on ne va pas s'arrêter là. Il a tout calculé. Je dois aller voir ce médecin… Lui expliquer pour les règles, subir un examen gynécologique. Le verdict tombe. « Tu es enceinte, est-ce que tu veux le garder ? » Je le savais espèce de gros balourd ! Si je suis là, c'est que je le sais. Mais ne rien dire, surtout pas à ce médecin en qui je n'ai pas confiance. Je ne sais pas comment j'ai pu faire pour lui parler. Il a dû me prendre pour une demeurée. Je n'arrivais pas à parler. Putain et demeurée : vraiment que des atouts, cette fille-là !

Je sors de chez lui avec les ordonnances, les démarches à faire. Maintenant, la honte : je vais devoir l'afficher devant tous ces gens en leur faisant croire que j'ai eu des rapports avec un gentil petit garçon du lycée. Personne ne se demandera, quand, où et comment cela a pu arriver.

Je n'avais aucune autorisation de sortie. Ni entre midi et deux, ni le mercredi (j'étais bien mieux à rentrer passer mon mercredi auprès de ces deux complices !). Et encore moins le week-end. La gentille petite fille studieuse et intelligente, il fallait bien qu'elle travaille, alors à quoi bon la laisser sortir. Personne n'a jamais su les menaces qui me pesaient derrière.

Car sans aucune autorisation de sortie, il me disait que même à l'intérieur du lycée, quand on veut, on peut.

Comme si je pouvais en avoir envie ! Pas d'autorisation de sortie, rien mais quand même enceinte. Ils ne vont pas s'arrêter à ces détails : ils (ma mère et lui) vont m'amener chez l'assistante sociale, chez « je ne sais plus qui ». Je me laisse faire, je me laisse porter tel un fardeau. Serai-je leur fardeau ? Non, je suis celle sur qui ils ont posé leur fardeau !!! Je ne le comprendrai que bien des années plus tard.

Après un examen, un médecin a dû faire remarquer à ma mère (pas à moi, je ne devais pas être assez « grande » pour l'entendre) que je suis constipée. Dans la voiture elle me dit « tu es constipée ? ». Moi, l'habituée des mensonges « non » : elle se contentera de ça. La vérité, elle la connaît, elle ne va pas en plus faire en sorte qu'elle sorte de ma bouche. Car, de ma bouche, cela fait longtemps que plus rien ne sort !

Après, j'irai d'humiliations en humiliations. L'avortement existe mais ceux qui le pratiquent ont fait des études pour donner la vie, non pour l'enlever.

On est traité comme du bétail : il ne faudrait pas être exigeante, en plus. Mais moi, qu'est-ce que j'ai fait ? ? ?

Ce jour-là, bien sûr, ma mère ne m'accompagnera pas. C'est lui qui assumera jusqu'à la fin, la conséquence de ses actes. Après l'acte chirurgical d'avortement, en remontant dans la voiture, j'ose un mouvement d'humeur. Il me répond « et bien je plains ton mari, si tu es dans un état pareil pour si peu ». Si peu : tout a toujours été si peu, ça, le reste... mais je me demande comment il peut parler de mari, lui qui me considère comme son jouet, on ne lâche pas son jouet aussi facilement. Était-il fou ? Rien de l'expertise psychiatrique pratiquée pour le procès ne l'a dit. Mais avec le recul, je me dis qu'il est ou était dans un autre monde.

Un mercredi après-midi, il me raccompagne au lycée.

Nous sommes en ville. Il s'arrête, il fouille sous son siège et en sort un énorme couteau. Il me dit « Tu vois, si un jour, je te surprends avec un gars, alors vous y passerez tous les deux. J'irai en prison mais je m'en fous, tu es tout pour moi et personne d'autre que moi ne te touchera ».

Que se passe-t-il ? Je ne comprends plus ? C'est donc si grave que ça ? Je vais donc y passer pour de bon : il est devenu fou, il ne se contrôle plus alors, son imagination va s'envoler et il va me tuer.

L'étau se ressert, vite Martine, trouve une solution ou alors tu vas vraiment y laisser ta vie avec ce con, fou pervers !

Un secret si bien gardé

C'est bien, je suis une bonne fille. Mes frères vont pouvoir être gendarmes : j'ai gardé le silence. C'est au prix de ce silence qu'il n'y aura pas de procès pour mon bourreau. Ma famille ne sera pas salie, mes frères pourront même aller servir l'État et faire respecter la loi !

Avant d'aller accomplir son service militaire puis d'intégrer l'école de gendarmerie, mon frère Lionel a travaillé en qualité d'électricien dans le village voisin.

Chaque midi, il vient à la maison pour manger ; il est accompagné d'un de ses collègues de travail qui apporte son repas mais vient profiter de la « chaleur » de la maison pendant le temps de cette pause. En période de vacances scolaires, je me retrouve donc en leur compagnie. Ces repas sont terribles. Je n'ai pas le droit de le regarder. J'ai peur de rougir, j'ai peur de lever les yeux, je ne parle pas. Mais quoi que je fasse, après leur départ, je me fais vertement sermonner car aux dires de l'Autre « je l'ai aguiché et mon frère veut me mettre dans ses bras ». De toute façon, à ses dires, tout jeune homme qui s'approche de la maison est un danger, un rival.

Il croit que ce qui se passe dans sa tête est vrai et il considère que tout homme me voit comme une fille à prendre. Pourtant, qu'est-ce que je dois avoir l'air cloche, devant ce copain de Lionel. Je me souviens de son prénom : Patrick. Il avait une sœur de deux ans ma cadette qu'il accompagnait sur les bals et moi en face de lui à table, je passe le temps du repas la tête dans les épaules à essayer d'être invisible pour que l'autre « ne m'attrape pas à la fin du repas ».

Mais comment être à ce point terrorisée ? Comment y est-il parvenu ? Il voit bien que je suis morte de trouille et pourtant sa folie l'entraîne à ne voir que du mal. Il s'est fabriqué une image de putain et cette prostituée, il ne la veut que pour lui.

Je suis en classe de terminale. Cet été mon frère Lionel va se marier. Le beau-père ne veut pas y aller : il argumente le manque d'argent. Ils n'auraient pas les moyens d'acheter des tenues correctes pour toute la famille. Quelle honte ! C'est mon frère, lui qui leur a toujours donné ses premiers salaires, qui va financer les frais afférents à son mariage et cet homme, cet étranger à notre famille, ose sans un mot de ma mère, (oui, il ne la bat pas comme le faisait mon père, mais ce qu'il lui inflige là, n'est-ce pas de l'ordre de la torture ?) il ose argumenter du manque d'argent pour assister à son mariage ! La vérité est bien sûr ailleurs. Ma future belle-sœur a deux frères. Ils sont tous les deux célibataires. De là à penser que Lionel a construit le projet de me marier avec l'un d'eux, le pas est très rapidement franchi. Ce pas, il l'a franchi et il se fait son cinéma.

Au lycée, des filles ont effectué des stages pour être animatrice en centre de vacances. Pour moi, jusqu'à présent, il n'en était pas question. Mais aujourd'hui, là, maintenant, je saisis la chance de ma vie. Je lui explique, que si je vais suivre cette session de « base » pour la préparation du BAFA, alors cet été, je pourrai travailler en centre aéré. Si je travaille, je ne pourrai pas participer aux voyages pour assister aux noces. Ainsi, je lui rends service car le « projet » de mon frère n'avait plus lieu d'être. Ça n'a vraiment pas été facile de gagner sur ce coup-là, mais j'y suis arrivée. Comment a-t-il pu être dupe ? Acculée devant le mur du désespoir, je suis allée puiser mes dernières ressources pour m'en sortir. Il faut tout de même noter que le prix de ce stage permettait de payer bien des tenues… personne n'a fait de lien.

Me voici donc aux vacances de Pâques en voiture pour aller rejoindre ce lieu de formation. Dix jours. Oui, dix jours sans lui. Mais, il va falloir le payer. Bien sûr, il me fera promettre un tas de choses… Avant de me pénétrer une dernière fois, il veut que nous nous promenions main dans la main « comme des amoureux ». Je suis mal. Mon cœur bat la chamade : et si on nous voyait. Si on voyait ce vieux avec cette gamine, on me prendrait pour ce que je ne suis pas et puis merde, que va-t-il encore me demander pour lui faire croire que je l'aime. Mais…

Parti, il est parti !!! Je suis sans lui pendant dix jours ! Maintenant, je suis en stage, oui, mais je porte en moi, tout ce poids de ce que je viens de supporter. J'en ai marre de payer, payer et toujours payer Qu'il me foute la paix à la fin, qu'il me lâche.

C'est une formation pratique, dans laquelle nous apprenons à travers des situations. Une des situations propose de faire passer un message, sans utiliser la parole, rien que par les yeux. Je suis volontaire. En face de moi, l'animateur, c'est Jean. Dans la vie, il est psychologue. Je me jette dans cet exercice. Puisqu'il n'y a pas de mots, je peux y aller… Ce moment a été merveilleux. Quelqu'un m'écoutait, dans le respect et le silence. Et ses yeux me disaient, j'ai compris. Je ne pourrai pas dire plus pendant ces dix jours. Mais à la fin de la formation, j'ai au fond de ma poche, son numéro de téléphone. Il m'a dit de l'appeler si j'en avais besoin. Je pense, bien sûr que j'en ai besoin, mais je ne le ferai pas, c'est trop dangereux.

Pourtant, je suis parvenue à la limite extrême du supportable. Au retour, je ne supporte plus les agressions. Quand, enfin arrive le lundi, je retourne au lycée et le soir même, je l'appelle. En trois phrases, je dis tout. Il me répond, qu'il avait compris, qu'il s'attendait à mon appel et que je ne me fasse pas de souci, qu'il s'occupe de tout et que maintenant c'est fini.

Il a tenu sa promesse. C'est un homme, **j'ai pu lui dire**, il m'a crue et il m'a protégée.

Le procès

Porter plainte : une possibilité d'affirmer sa propre existence.

Si le scandale arrivait par les révélations que je pourrais faire, ce serait moi la coupable, pas lui.

La jeune fille qui a porté plainte subit souvent des pressions pour revenir sur ses déclarations. On la rend seule responsable du danger couru par la famille.

Pères criminels[10]

10. Op. cit.

Définition du viol : il est défini par l'article 222-23 du code pénal : « tout acte de pénétration sexuelle, de quelque nature qu'il soit, commis sur la personne d'autrui par violence, contrainte, menace ou surprise est un viol ». La peine encourue est de 20 ans de réclusion jusqu'à la réclusion criminelle à perpétuité, selon les circonstances.

Les circonstances aggravantes sont (je ne cite que celles qui me concernent) :

- lorsqu'il est commis sur un mineur de moins de quinze ans ;
- lorsqu'il est commis par une personne qui abuse de l'autorité que lui confèrent ses fonctions.

Le procès s'est déroulé à huis clos. Huit mois après le dépôt de plainte. Le prévenu a été jugé pour attentat à la pudeur sur mineure de moins de quinze ans (articles 331 al2 et 331-1 du code pénal). La matérialité des faits a été établie par les éléments de l'enquête de gendarmerie et des déclarations de l'intéressé au cours des débats. Les dates retenues sont de deux mois avant quinze ans et après quinze ans... Il n'a pas été condamné pour viol !!! Il a « été condamné à deux ans d'emprisonnement dont 20 mois avec sursis (4 mois fermes = 4 mois de préventive !). Pour avoir profané mon innocence pendant onze années. Jugement sans aucune mesure avec ce qui se passerait aujourd'hui, où grâce au travail des associations, la parole des victimes est mieux entendue. Je n'ai pas voulu témoigner à ce procès. Aujourd'hui, il me semble plus juste de dire que **je n'ai pas pu témoigner**. Ma mère a cherché à m'influencer pour que je retire ma plainte. À l'audience, ceux de la famille qui étaient présents (je l'ignore... secret de famille...) ont tous témoigné en sa faveur... Moi, je n'étais pas en mesure de me faire entendre. Aujourd'hui, encore, mes frères Lionel et Thierry ainsi que leurs épouses ne m'ont toujours pas questionnée. De quoi ont-ils peur ? Je commence à concevoir qu'ils n'avaient que deux et trois ans de plus que moi, que pour eux non plus ça n'a pas été et ce n'est pas facile. Je pense qu'au moment du procès, leur priorité était à se protéger pour ne pas voir car cela leur aurait été trop violent. Ils n'ont même pas été interrogés. Si, eux, ont réagi comme cela, comment, moi, à dix-huit ans, j'aurais pu aller puiser la force de regarder cet agresseur soutenu par ceux du clan ? Me faire entendre... au procès, je n'ai pas pu... la publication de mon livre réparera cette erreur judiciaire mais cette incapacité du moment me poursuit jusqu'à aujourd'hui... Cette nuit, un cauchemar de plus... Un cauchemar où au départ, je suis adulte, je veux témoigner en faveur de l'enfant qui a été traumatisée par ce malfrat... J'ai l'impression que les jurés ne comprennent pas l'ampleur du traumatisme et je me mets à crier que cette adulte qui leur parle, là en ce moment, c'est l'enfant qui a vécu tous ces sévices... « cette enfant, c'est moi..., c'est cette adulte qui est là devant vous et qui souffre chaque jour.... ».

Mais à la « vraie » audience, j'ai eu peur de me retrouver confrontée à eux. Alors… me faire entendre… ce ne sera pas à travers un procès mais par ce livre et pour permettre à toutes ces *petites filles du silence* d'aujourd'hui de crier leur désespoir, là, maintenant, alors qu'il est temps pour elles de pouvoir réparer… Pour réparer aussi l'erreur de la justice car les enquêteurs n'ont pas pu prouver le viol !!!

Il y a prescription puisque j'ai 40 ans mais de toute façon, ce n'est pas à travers un procès que la réparation peut m'être utile aujourd'hui, la réparation n'a plus à voir avec cette justice-là.

Et ma mère, dans tout cela ? Quand juste avant dix-huit ans, j'ai craqué et que tout le processus judiciaire a été enclenché, je suis allée chercher quelques affaires. Ma mère essaie d'entamer une discussion (elle qui a toujours été muette)…

Lui, n'est pas là, il est emprisonné. Je refuse qu'elle me suive dans ma chambre et mon attitude est agressive (sur la défensive plutôt). Elle réagit : « mais comment peux-tu me parler comme cela, après tout ce que j'ai fait pour toi par-derrière ? ». Son image, appuyée contre le meuble de la cuisine, complètement abattue, je ne pourrai jamais l'oublier. J'étais la fille, son unique fille et j'avais été capable de lui enlever tout ce à quoi elle s'accrochait depuis toujours : un homme qui lui disait ce qu'elle devait faire. Mais qu'a-t-elle fait par-derrière ? Elle m'a parfois signé des autorisations de sortie « en cachette » pour que le soir je puisse sortir avec le groupe d'internes au théâtre. Elle m'a donné l'argent pour ces sorties. Voilà tout ce qu'elle a fait par-derrière quand je venais la supplier de me regarder, de remarquer tout ce qui n'allait pas chez moi et de me permettre d'être un peu comme les autres ! Elle me voyait souffrir mais comme elle a pu me le dire quelques années plus tard, elle aussi avait été bien malheureuse, alors repliée sur sa propre douleur, elle ne pouvait rien faire pour moi. Lors de cette visite, elle a prononcé une autre phrase qui m'a longtemps obsédée « de toute façon, tu es ma fille, tu me reviendras ». Dans ce moment de désespoir qu'elle vivait car elle ne se retrouvait pas sous la tutelle d'un homme… elle a su prononcer une phrase assassine. Pourquoi ? Pourquoi a-t-elle eu besoin de m'enchaîner encore et pourquoi ai-je encore une fois de plus « marché dans la combine » ? Je veux me laver de cette phrase pour ne plus m'en sentir prisonnière.

Synthèse

Me voila libre enfin, libre de la manipulation de ce « beau-père » et de celle de ma mère.

Comment y croire ? Avec cette enfance remplie d'abandons : mon père, puis ma mère et le « beau-père » et puis mes frères d'une certaine manière.

Une enfance peuplée de trahisons, vécue dans une solitude et un enfermement extrêmes. Le désespoir, la peur, la terreur, la persécution morale et physique… Une enfance où le mot maison rimait avec prison. Et pourtant, j'ai tenu. Comment ? Pourquoi ?

Je suis parvenue à m'échapper de cette prison si particulière dans laquelle ils m'avaient enfermée.

Ma mère après le procès a continué à vivre avec lui, ils sont liés l'un à l'autre jusqu'à leur mort. Elle m'a laissée afin de rester accrochée à lui car elle savait que je partirais un jour et qu'elle ne pourrait supporter la solitude de ne pas s'attacher en permanence à quelqu'un.

C'est ma vie, c'est « mon histoire » mais je refuse que ma vie se résume à cette histoire.

Aujourd'hui, l'écriture de ce livre prouve que j'ai pu malgré tout me construire et être suffisamment structurée pour leur faire face et ne pas me laisser complètement engloutir dans leur piège.

Je suis une rescapée de l'inceste mais je ne veux pas porter uniquement ce statut. Ce pervers de beau-père n'aurait jamais pu agir ainsi si j'avais eu des parents qui avaient tenu leur place de parents. Alors, j'accepte ma mission de rupture de chaîne de la honte : je romps le silence, le tabou. Et les enfants, les miens et ceux de mes frères n'auront rien à craindre.

Ce livre je l'avais d'abord appelé « à poings serrés » puis un second titre s'était imposé : « J'ai mal à ma mère ». Enfin aujourd'hui, il est devenu « Guérir de l'inceste et vivre avec un cœur à l'endroit ». C'est ce titre qui est le plus porteur d'espoir.

Vivre avec un cœur à l'endroit, c'est simplement m'aimer et être capable d'aimer. J'aurais des « hauts » et des « bas » : oui, mais comme tout à chacun !

Pendant de longues années, il y a eu un combat entre eux et moi-même s'ils n'étaient pas proches physiquement et c'est eux qui gagnaient : ils ont gagné pendant longtemps car même sans eux, ma vie a continué à être un cauchemar. J'étais une rescapée car leur mal m'habitait.

Je sais que maintenant j'ai franchi un cap : il n'y aura ni perdant ni gagnant dans cette histoire.

Il y a eux qui m'ont fait souffrir en reportant sur moi leurs souffrances, il y a moi qui ai souffert de tant de manques et de tant d'intrusions. Mais maintenant le temps est grandement venu de lâcher tout ça : en écrivant, en thérapie et surtout dans ma vie. Le temps est venu de devenir moi et de ne plus penser par, à cause, contre, en réaction à…

Le passé, je ne le changerai pas, je ne pourrai que l'accepter, le digérer et prendre suffisamment de distance pour qu'il ne m'empêche pas d'être heureuse aujourd'hui.

Mon objectif, maintenant, est de vivre. Vivre, ne plus survivre. J'ai dû faire le deuil de l'enfance à laquelle je n'ai pas eu droit. Pour mes enfants, je dois faire le deuil de grands-parents maternels aimants. Cela ne doit pas m'empêcher d'être heureuse. Il y aura toujours de grandes zones d'ombre mais voir le soleil et en profiter me semble de plus en plus accessible. Je n'en ai pas fini avec mes traumatismes, je ne suis pas tout à fait guérie : mais au fond du trou, le déclic a eu lieu et l'envie de vivre est revenue.

Tout simplement, je ne veux plus souffrir à cause de ces bourreaux et j'aimerais laisser derrière moi cette vie de souffrance afin de recevoir et donner de l'amour.

Dans la deuxième partie, je vais décrire mon chemin de guérison.

J'ai encore aujourd'hui besoin du soutien de thérapeutes. Je n'en ai pas honte. J'avais arrêté le premier travail trop tôt (EMDR et thérapie psychocorporelle) et je l'ai repris en sachant que le chemin de guérison ne peut pas être rectiligne : quelle que soit la thérapie, elle n'aura de valeur que si le patient accepte de prendre le risque de vivre. Prendre ce risque de vivre, vivre avec un cœur à l'endroit.

Deuxième partie

Mon chemin de guérison

Le destin des mal-partis n'est pas forcément de mal finir.

Boris Cyrulnik

À présent, je vais essayer de décrire mes difficultés à vivre qui sont directement liées au traumatisme.

J'essaierai ensuite de retracer le chemin parcouru pour ne plus être qu'une survivante de l'inceste.

Dans cette deuxième partie, je pars du traumatisme pour aller vers les « possibles » d'aujourd'hui et ceux de demain.

Je parle en premier lieu des difficultés, des besoins puis et c'est important de tout le travail thérapeutique pour aller vers une solution... Une solution ? Quelle solution ???... Celle-ci :

« On gagne avec son histoire et non pas contre, alors changer ne sera pas devenir quelqu'un d'autre mais devenir ce que l'on est et accepter son passé pour le dépasser. »

Mes difficultés à vivre : ces cicatrices intérieures qui ne sont pas toujours invisibles...

Je vais les décrire, cependant je voudrais dire que tout le travail thérapeutique entrepris porte ses fruits et qu'alors ce qui va être décrit évolue beaucoup car je parviens à mettre de plus en plus de distance avec ces « cicatrices ».

Les cauchemars

Au plus profond de mon corps, la nuit, les monstres se réveillent.

Les nuits sont souvent difficiles : l'inconscient travaille, les rêves sont là pour me rappeler que ce que je tente d'apprivoiser résiste. Il m'arrive parfois de dormir de quelques nuits à plusieurs semaines d'un sommeil paisible et puis les cauchemars réapparaissent. Quand je traverse une période où ils sont nombreux, alors, le matin en me levant, je les écris.

Cette écriture me suffit parfois à prendre de la distance avec la douleur. Si cela ne fonctionne pas, j'en parle en séance de thérapie afin de me faire aider pour comprendre ce « qui est en train de se jouer ».

Les thèmes de ces cauchemars sont récurrents (ou « étaient » car il y a une évolution grâce aux thérapies) :

- Des *rêves de mort :* il me poursuit pour me tuer : il peut surgir n'importe quand, n'importe où…
- *La solitude* et le sentiment de danger éprouvé dans une foule ;
- *La fuite,* dans ces fuites, il y a souvent mes enfants qui sont aussi en danger et que je protège. Parfois aussi, je dois protéger des adultes qui sont alors plus âgés que moi et qui ne comptent que sur moi pour les sauver ;
- *Très souvent,* la guerre, la persécution, la recherche d'une issue de secours (tunnel, ravin, tas de terre…) et quand enfin je trouve cette sortie, la zone de protection n'est jamais respectée ;
- *La présence d'escaliers*, d'ascenseurs, de labyrinthes… je fuis et j'essaie d'emporter des vivres. Elles me semblent toujours en quantité insuffisantes car je ressens le besoin de faire des réserves pour survivre ;
- *Le sang,* qui me « débusque » et me met en danger.

Le sang, celui de mon sein coupé qui saigne. Des nuits et des nuits où ce rêve me réveille… le lait maternel a été remplacé par du sang, le lien maternel est coupé, saignant et douloureux.

La mésestime : comment avoir confiance en moi ?

« Ne jamais plus être confiante comme
peut l'être un petit enfant :
ce principe guide toutes leurs relations. »

Pères criminels[11]

Est-ce que je peux avoir confiance en moi ?

Quand je visualise le mot confiance, c'est un grand vide que je vois. Et si j'entends ce mot, ce que j'entends, c'est « le con » qui « fiance ». À cause de cet homme « con » qui m'a pris pour son objet et qui m'a « fiancée », je ne peux plus avoir confiance en moi.

11. Op. cit.

Je sais que ce qui est arrivé est de leur responsabilité : à lui, à mon père, à ma mère et à tous ceux qui ont refusé de voir… je sais, oui, mais je ne crois pas en moi. Je ne me fais pas confiance car tout ce que j'ai pu penser, sentir : il ou ils étaient toujours là pour me dire que j'étais dans le faux.

Pour parler de ce manque de confiance, il y a un épisode de l'adolescence qu'il faut que je raconte.

Je suis en classe de première. Le professeur de français (la matière où j'étais particulièrement nulle) organise une sortie de deux jours. J'aimerais tant y aller ! Ils ne m'y autorisent pas. Le prétexte du manque d'argent est invoqué (la somme devait être d'environ quinze euros). J'essaie encore de faire intervenir ma mère mais je me heurte à son indifférence, à son impuissance. Finalement, je ne sais de quelle manière j'y parviens, j'obtiens le droit de participer à cette sortie. J'ai oublié toutes les phrases qu'il a pu m'asséner avant que je parte. Les souvenirs qui subsistent, ce sont toutes les attaques verbales que j'ai dû encaisser et l'injustice profonde de cette situation. J'ai souvent des flashs de ce court séjour.

Je me revois marcher dans la forêt, seule au milieu de ce groupe-classe, seule mais prenant du plaisir. C'était une véritable trêve que de marcher et de respirer.

Le soir, ça se complique, je me sens en décalage. Je suis mal. J'observe ces garçons ou ces filles qui se cherchent, qui se trouvent ou qui ne se trouvent pas… Moi, on ne risque pas de me regarder : je suis tellement distante, tellement introvertie et tellement « hors jeu ». Je suis triste : jamais, jamais dans ma vie je ne pourrai vivre comme eux. **Je me sens nulle**. On dit que personne n'est jamais nul mais si… ils n'ont rien de plus que moi, mais ils sont vivants, ils peuvent imaginer un avenir. UN AVENIR. L'avenir n'existe pas pour moi. Le seul avenir que je peux entrevoir c'est le retour de ce voyage. Il s'est arrangé pour faire croire à ma mère que j'arriverai plus tard que l'heure réellement prévue. Pour le dédommager de m'avoir autorisée à participer à cette sortie, j'entends « nous allons avoir un peu plus de temps pour nous aimer ». « Nous aimer ». J'entends ses mots et je ne peux pas répondre. Je ne peux surtout pas dire l'envie de vomir qui me vient. Mais je ne l'aime pas ! Il m'asphyxie, il est en train de me tuer ! Comme à son habitude, il me viole. Ma tête dit non mais elle est incapable de sortir un seul mot. Ces mots qu'il m'a assénés pendant toutes ces années, m'ont violée autant que le viol physique. Ils m'ont violée, à la différence que je ne pouvais pas me « boucher » les oreilles. Alors, si par hasard, vous vous promeniez en campagne et que vos yeux avaient eu la surprise de découvrir ce « couple ». Qu'auraient-ils vu ? Ils auraient vu une adolescente qui se met sur le capot d'une voiture, qui ouvre ses jambes sans que rien ne lui soit demandé et qui maintenant même, aujourd'hui où le patron a encore grappillé du temps, enlève ses vêtements du haut. Vous, le promeneur, qui verriez cette scène de l'extérieur, vous n'y verriez aucune violence. Mais c'est que justement la plus forte violence est là. La plus forte violence, n'est pas quand on doit obliger la personne à s'exécuter en utilisant la force physique. **Sa plus forte violence**, a été d'obtenir par **la simple manipulation de l'esprit et des sentiments**, qu'elle fasse ce que le violeur souhaite. Il y a à ce moment-là une telle abnégation de sa personne, une telle soumission, qu'elle n'existe plus. Ce jour-là, je l'ai pourtant rarement fait devant lui, j'ai pleuré. Pourquoi ? À cause de ce trop gros décalage d'avoir vu les autres adolescents vivre et de sentir ce que moi je vivais. Je venais de les voir vivre et moi, il venait de me faire me déshabiller en pleine garrigue en me disant qu'il m'aimait et que je lui avais manqué. Et, bien évidemment, si cela me faisait « cet effet-là = pleurer ! » que de participer à des sorties avec des jeunes, alors il ne me laisserait plus aller me faire du mal… et je resterai avec lui.

Je pleurais mon adolescence perdue et lui me répondait qu'il me garderait avec lui. Pour le pervers qu'il est, je n'existe pas, l'autre n'existe pas ou n'existe que comme il se l'imagine…

Alors, après, comment avoir confiance en moi ? Comment me faire confiance et faire confiance en ce que je ressens ?

La boulimie

Cela apparaît comme une évidence que la nourriture affective que je n'ai pas reçue, je la compense par la nourriture réelle jusqu'à ressentir « le trop plein » et le mal-être qui s'accompagne du dégoût pour les aliments et pour moi (puisque je ne sais pas « résister ») et que je prends du poids. Cette frénésie alimentaire sert de compensation, de consolation : porter les aliments à ma bouche se fait de manière incontrôlable, non réfléchie. Je mange n'importe quand et n'importe quoi.

C'est quand je suis dans une période **d'anarchie intérieure** que je rentre inéluctablement dans **l'anarchie alimentaire**. Je ne mange plus pour me nourrir mais je mange pour me remplir. En remplissant, j'espère que le vide intérieur sera rempli et que j'irai mieux. Tout cela est bien sûr faux. Heureusement, aujourd'hui, ces périodes sont tout de même plus courtes.

Le seul moyen de maigrir sera de faire cesser ces comportements compulsifs. Pour l'instant, je ne m'en sens pas encore capable mais j'entrevois l'espoir de cette **reprise de pouvoir sur mon corps**. J'ai envie de changer ce corps qui a trop pris sur lui et qui est devenu difforme. Avant l'âge de six ans, j'étais mince. Mais à partir du moment où mon corps me mettait en danger, alors j'ai dû penser « je suis attirante en étant mince, je dois grossir pour qu'il n'ait pas envie de ce corps. ».

Bien sûr ce n'était pas conscient mais c'est peut-être sur ce niveau que ma prise de poids a dû se jouer. On n'a pas respecté mon corps, alors pourquoi est-ce que je le respecterais ?

J'ai été un objet, un objet non respecté et il faudrait parvenir à y réintroduire de l'humanité. J'ai envie de perdre du poids, mais en me respectant : c'est aussi me dire « tu ne peux pas tout faire en même temps, alors soigne le reste et puis, ce problème de nourriture se règlera de lui-même »

La solitude et la honte

Et maintenant, je peux dire les secrets car il y certainement beaucoup de secrets que je brise en cassant celui-là. Jusqu'à aujourd'hui, parler de mon problème, hors de lieux prévus pour cela (thérapeute, médecins), m'était impossible. J'ai quarante ans et j'ai révélé mon passé l'an dernier à mon médecin traitant. Le paradoxe, c'est que c'est parce que je commence à comprendre mon histoire, à l'accepter, que je peux commencer à en parler plus facilement, plus librement. Il aura fallu attendre plus de vingt ans après le procès pour que je parvienne à en parler sans honte et sans culpabilité.

Vingt ans ! Vraiment, il faut agir pour que les enfants d'aujourd'hui aient droit à un meilleur traitement !!!

J'ai vécu avec « un masque » : les personnes avec qui j'ai pu aujourd'hui partager « mon secret » me disent « mais, tu es si avenante, cordiale et souriante que je n'aurais jamais pu imaginer ça ! ». Eh oui, le « ça » est tellement difficile à entendre et si facile à cacher quand on en a la pratique depuis la plus tendre enfance ! À quarante ans, je ne veux plus jouer avec ce masque : si je vais bien, ça se voit, si je ne vais pas bien, ça se voit aussi. Et ça fait du bien : que les gens me jugent, s'ils ont envie de me juger ! Je m'aperçois, qu'en me comportant de la sorte, je me fais des amis car ils sentent mon authenticité. Et puis, moi, enfin, j'ai moins peur de m'engager dans des relations approfondies.

La difficulté voire l'impossibilité à dire non

Prononcer ou penser ce mot m'a été impossible. J'ai tellement entendu dire que le viol n'existait pas et que l'enfant ou la fille n'avait qu'à dire non pour que l'agresseur cesse ses attaques… Le fait de ne pas l'avoir pas dit, ce « non », crée une forte culpabilité. Je me souviens, par exemple, que le jour où je passais les épreuves d'athlétisme, celui que je nomme l'Autre s'est approché du grillage et m'a dit (il savait que j'avais porté plainte et qu'il était démasqué) : « tu aurais dû me le dire, « on » aurait arrêté... » il essayait encore une fois de me faire douter (pourquoi avoir attendu aussi longtemps pour me dire d'arrêter ?)... jusqu'au jour où un thérapeute m'a dit « mais, tu ne l'as quand même pas cru ! ». Dire non, aujourd'hui m'est devenu possible. Il m'a fallu du temps pour y parvenir mais cette victoire fait partie d'une de mes plus belles victoires !

Le refus de la féminité

Être une fille a été la source de tous mes problèmes. Je n'ai pas pu, non plus, m'appuyer sur une image de mère féminine et aimant l'être. J'ai longtemps fui les attributs féminins si naturels que sont les bijoux, la chevelure, le maquillage ou les vêtements car je les sentais trop dangereux. Je les apprivoise petit à petit en même temps que j'ose accepter d'être une femme. Les cabines d'essayage ne sont plus des lieux de torture car même si le joli haut que je viens d'essayer ne me va pas, je sais qu'il y a quelques mois encore, je n'osais même pas le regarder...

Les troubles de la sexualité

Beaucoup de femmes disent que les contacts sexuels leur rappellent les sévices qu'elles ont subi étant enfants. Il leur est impossible de vivre librement leur sexualité. « Leur problème » ne disparaît jamais de leur esprit.

Pères criminels[12]

Bien évidemment ! Cette peur mêlée au dégoût de la sexualité. Paradoxalement, je n'ai pas envie de trop m'y attarder. Pourquoi ? Je ne le sais pas vraiment : ce que je peux simplement en dire, c'est que les fantômes ont été longs à chasser.

Problème de peau

Mon visage a longtemps été marqué par la couperose et j'avais des crises de psoriasis dans les périodes de stress. Quand j'ai écrit la première partie « récit », mon cuir chevelu a été couvert de croûtes. Elles saignaient à force

12. Op. cit.

d'être grattées... Mon corps me démangeait, mes seins étaient à vif et aucune crème ne pouvait m'aider.

Ce n'était pas la première fois : à chaque stress mal supporté, c'était toujours la même réaction. J'écris à l'imparfait... à croire que le travail thérapeutique commence à apporter les bienfaits qu'on en attend.

L'objétisation

La difficulté à ne pas me croire « utilisée » dans une situation dès que je ne la domine pas complètement. Me sentir objet et non sujet. En prendre conscience, l'accepter et en tenir compte pour analyser les situations présentes...

Les fourmillements

Les parasites qui se sont accrochés essentiellement dans mon bras gauche pour me rappeler, que chaque jour, je dois me battre pour enfin les faire disparaître et renaître.

J'ai décrit dans la première partie, « mes premiers fourmillements » (page 31), effets incontestables de ces coupures que je vivais. Ils m'ont amené à consulter souvent, de nombreux spécialistes... et puis aujourd'hui, je sais que ce n'est plus la peine. Quand ces fourmillements réapparaissent, ils sont le signal d'alarme que je ne fais plus assez attention à moi, et que je ferais bien de ralentir le rythme de mes activités pour me poser, me reposer et m'écouter.

Les besoins

- *Le premier besoin,* à nous les « victimes d'inceste » et de traumatismes de l'enfance, c'est de **prendre soin de nous.** Cela paraît évident en théorie et tellement à la mode dans notre monde actuel mais c'est très difficile à mettre en pratique. Les autres, les « non-survivants » ont intégré ce besoin depuis longtemps... Mais pour nous ? Comment prendre soin d'un corps et d'une tête qui ne savent fonctionner qu'en résistance (« lâcher prise », s'aimer, croire en soi, prendre du temps pour « s'écouter » ne se fait pas par un petit coup de baguette magique. Il y a des moments où on y arrive et puis à nouveau, on s'oublie dans la souffrance.
- *Le second besoin* qui s'impose, c'est celui de **parler**. Parler pour moi, cela a pu se réaliser en cabinet de thérapie, puis en thérapie de groupe. Maintenant à l'aide de ce livre parler à tous. Parler pour briser la loi du silence,

parler pour faire entendre ma voix, notre voix, parler pour ne plus protéger ses parents ou sa famille, parler pour se protéger, parler pour vivre et faire taire ceux qui ont voulu nous tuer. Parler pour protéger toutes ces petites victimes qui sont actuellement sous la coupe d'adultes malades.

Il y a bien d'autres besoins spécifiques mais le plus important est la possibilité de **reprendre du pouvoir sur ma vie**.

Je terminerai en reprenant les paroles de Claude Almos :

« L'inceste est une destruction pour la vie, on peut se reconstruire, on peut s'en sortir mais pas seule. Les séquelles seront toujours là, le travail sera d'essayer de les mettre « à minima. »

La parole libérée : première thérapie de type analytique

J'aurais tant aimé, quand j'étais enfant puis adolescente, que quelqu'un m'aide, perçoive mon désarroi ou remarque ma tristesse… Mais personne n'est venu… Certes, je faisais tout ce que je pouvais pour dissimuler ce qui se passait mais quand même ! J'allais forcément très mal, cela ne pouvait pas ne pas se voir ! En réalité, instituteurs, médecins, entourage… tous autant qu'ils étaient, ne voulaient pas voir.

Aujourd'hui, après le déni, la colère, la dépression, je peux commencer à intégrer ce que j'ai vécu et comprendre que personne ne fera le travail à ma place. Personne aujourd'hui, ne fera le travail à ma place, oui, mais quand j'étais plus jeune, d'autres auraient pu agir pour moi !!!

Alors, malgré ces manquements graves des responsables de l'époque, je comprends aujourd'hui que j'ai le droit et peut-être même le **devoir de demander de l'aide**. Demander de l'aide pour ne pas rester enfermée dans la tour de l'indifférence ambiante du temps de mon enfance et adolescence.

Pour demander cette aide, je me dirige vers un thérapeute.

Pour cette première entrée en thérapie, j'ai vingt-six ans. Cela fait neuf ans que je me suis extirpée de leurs griffes mais la souffrance est encore à vif. Mon mari et moi venons d'emménager dans un appartement en Bourgogne où notre emploi nous a conduit. Dans notre vie privée, quoi que je fasse, **je me sens coupable.**

L'annuaire en main, je cherche à la page psychothérapeute. Il n'est surtout pas question de téléphoner à un patricien de cette petite ville. Je me dis que si quelqu'un me voyait entrer dans ce « genre de cabinet », il me considérerait comme folle.

De ce fait, je cherche dans la ville qui se situe à cinquante kilomètres de celle où je travaille et habite. Je choisis par hasard : un nom, un emplacement… je prends le premier rendez-vous… auparavant, j'ai pris soin d'écrire mon histoire en deux pages. Je glisse les feuillets dans une chemise cartonnée et mon « baluchon » sous le bras, je me rends donc à ce premier rendez-vous. Qu'est-ce que j'espérais ? Y déposer mon histoire et m'en tirer à très bon compte ? L'attente dans la salle qui porte si bien son nom, est un enfer. Mon cœur bat de plus en plus fort, **j'ai peur, je me sens sale, nulle**. C'est habituel, ça, d'être dans ces sentiments dès que je ressens un stress. J'entends la porte qui s'ouvre et le patient précédent partir. C'est à mon tour. J'essaie de donner mes « papiers », évidemment elle (j'avais choisi une femme) refuse, me disant qu'il est préférable que je lui raconte directement. Je raconte, je pleure, elle ne dit rien, elle explique son mode de fonctionnement… à quoi bon, je sais déjà, que je « ne travaillerai pas avec elle ». La sortie, enfin ! Dans les rues commerçantes que je traverse, je me dépêche : et si ce que j'ai vécu se lisait sur ma tête ? Et puis j'en veux au monde entier d'avoir à subir tout cela, je me sens seule, désespérément seule et cette C… de psy n'a rien compris. Que croit-elle ? Que c'est facile de « déballer » son histoire à une inconnue ?

Alors, quelques semaines plus tard, j'essaie une autre ville. Là aussi la honte est présente. Son prénom est Dominique, comme si je voulais, pour raconter les sévices sexuels, choisir quelqu'un dont le prénom soit à la fois celui d'une femme et celui d'un homme. Quand je sonne, il faut un moment, qui me semble interminable, avant qu'il n'appuie sur le bouton pour ouvrir la porte. Je tremble… pourvu, que personne me connaissant, ne me voie… Enfin, je pousse la porte. Je monte les escaliers, des escaliers en pierre et j'atteins la salle d'attente. Là, de derrière la grosse porte, me parviennent quelques sons. On ne comprend pas ce qui se dit, c'est déjà bien… si je reste avec lui, la personne du rendez-vous suivant ne pourra pas entendre ce que je dirai. Il impose un rythme de deux rendez-vous par semaine et l'obligation de régler les rendez-vous non pris pendant mes absences…. Je trouve cela injuste car je dois encore payer. J'ai déjà payé de ma personne et maintenant il faut payer en argent. Nous sommes un couple jeune, qui démarre dans la vie, qui ne recevra aucun héritage matériel de ses parents, qui n'a que son salaire pour se construire, et il faut que je paie pour le mal que l'on m'a fait ! Mais pourquoi ces soins ne sont-ils pas gratuits ? Mais pourquoi ne serait-ce pas ceux qui m'ont fait tant de mal qui paieraient ? Je sais que la théorie dit qu'il faut que les soins ne soient pas gratuits sinon les patients en thérapie ne s'investissent pas. Mais je ne suis pas certaine qu'il soit utile que cela nous coûte si cher. Et puis qu'advient-il de ceux qui n'ont pas de revenus suffisants pour s'offrir « ces extras » ? Je resterai en travail avec lui pendant un an. J'arrêterai quand je serai enceinte de trois mois de mon premier enfant. Parfois, au regard des thérapies que j'ai découvertes aujourd'hui, il me semble que celle-ci ne m'a rien apporté. Souvent, il m'arrivait de devoir attendre une demi-heure avant de parler,... et il ne disait rien. Une fois, alors que j'allais vraiment mal, aucun mot n'est sorti. Je lui ai donné le chèque et je suis repartie en pleurant après quinze minutes de présence dans son cabinet. Il n'a rien dit. Il pourrait certainement le justifier par des théories ? Souvent, il ne se contentait que de reprendre le dernier mot de ce que je venais de prononcer... Pour moi, cette technique thérapeutique, sur du long terme, ne m'aurait rien apporté. Avec le recul, plus de dix ans plus tard, je pense tout de même que cela m'a permis de **vider** une première fois mon lourd sac à dos et d'alléger ainsi le pesant fardeau qu'on m'a fait porter.

Cette thérapie de type analytique aura ouvert une brèche et m'aura montré la voie vers d'autres méthodes qui me sont mieux adaptées et qui me font avancer de manière plus efficace.

Donc, en attendant de rebondir sur d'autres thérapies, j'ai beaucoup lu et certains ouvrages m'ont été d'une grande aide avant de reprendre un travail accompagné.

Actes symboliques : la confrontation réparatrice

Il est des livres qui peuvent vous donner le sentiment d'être plus intelligent,

Il en est d'autres qui vous rendent plus savant, ou qui vous font voyager

et d'autres encore qui vous font rêver.

Plus rares ceux qui vous réconcilient avec le meilleur de vous-même,

Qui vous rapprochent de cette part de vous

Qu'on pourrait appeler le noyau céleste de l'être

Ou le cœur du divin qui scintille en chacun.

Lire, c'est entrer dans l'inattendu d'un mot,

L'imprévisible d'un récit, la chaleur d'une phrase

Et parfois l'appel d'une voix qui vous rejoint

Dans l'essentiel, au plus proche

De votre vérité intime et vous invite

À vous respecter, à aller plus loin,

Plus près de vous.

Jacques Salomé

Le livre de Suzan Forward « Parents toxiques, comment se libérer de leur emprise » a été de ceux-là.

J'y ai lu des phrases telles que « *se confronter ou vivre avec mes frayeurs... ce que l'on ne renvoie pas à l'expéditeur, on le fait suivre... si vous ne venez pas à bout de votre peur, de votre culpabilité et de votre colère envers vos parents, vous allez transmettre tout cela à votre partenaire ou à vos enfants* ». Ces formules m'ont persuadée de « rendre visite » à ma mère et à son acolyte, afin de me confronter à eux et de leur dire « voilà, je suis vivante, je vais vous dire ce que vous m'avez fait ».

Avant de réaliser cette visite, j'ai éprouvé beaucoup d'hésitations et de peur.

D'abord, j'ai téléphoné à ma mère pour savoir s'ils acceptaient de me recevoir en compagnie d'une amie afin que je puisse leur parler.

Elle me répond bien évidemment « oui » car ils espèrent que je fais ce geste pour me « réconcilier » avec eux.

Cette rencontre se fera un samedi après-midi. Mon frère Thierry et son épouse nous accompagnent. Mon frère ne comprend pas qu'un médecin, l'amie en question, puisse consacrer son après-midi entier pour accompagner une de ses patientes, il se méfie. Il se demande ce qui peut se cacher derrière cette personne qui accepte de consacrer du temps gratuitement à un de ses patients.

C'est moi qui conduis. Mon conjoint et mon amie qui ne se connaissaient pas, sont en grande discussion. Moi, je suis hors du temps. Je ne les entends pas. Je suis rentrée en moi, comme par le passé.

Nous ferons la visite à deux. J'ai préparé deux objets symboliques. J'ai acheté un poupon qui est chargé de lui montrer ce que je ressentais lorsque j'étais entre ses griffes. Ce poupon, je l'ai bâillonné, je l'ai ligoté, je lui ai dessiné des larmes rouges et lui ai fait couler du sang entre les jambes. J'ai fait tout ça avec les larmes aux yeux, la rage au cœur : comme si c'était moi qui me faisais encore mal. En lui donnant ce poupon, je veux lui dire « Regarde ce que tu as fait de moi, ce poupon c'était moi. Mais maintenant, je te le donne. Ce sont tes gestes qui ont fait ça. Je m'en débarrasse en te redonnant ce qui t'appartient ».

J'ai aussi ressenti le besoin de créer un objet en terre. Il représente un homme qui entoure une enfant de ses bras. Le sexe de cet homme est immense et se confond avec les bras. L'enfant, lui, est asexué. Je ne suis pas très douée manuellement, pourtant cette poterie me plaît car elle a un côté tellement primitif qu'elle aurait pu être réalisée par une enfant. De fait, j'étais certainement dans mon corps et ma tête d'enfant quand je l'ai exécutée.

Nous arrivons donc à destination avec sous le bras ma boîte à chaussures qui contient ce poupon et ma poterie.

Je sonne. C'est ma mère qui ouvre. J'aperçois le beau-père à l'arrière, il attend…

J'échange quelques banalités avec ma mère, je lui présente mon amie. Mon cœur bat : en l'espace de quelques secondes, je viens de replonger quinze ans en arrière. Je suis redevenue la petite fille qui a en face d'elle un ogre qui va la dévorer. Mais aujourd'hui, ils ne me maltraiteront pas, ils ne me maltraiteront plus jamais !

Je suis debout. Oui, Debout ! « Debout Martine, tu ne crains rien alors tu vas lui dire tout ce qu'il a mis en toi et qui ne t'appartient pas. Allez, debout Martine. Debout, tu dois le regarder. »

Je demande à ma mère d'aller le chercher.

Il arrive, avec son pantalon à bretelles et son tricot de peau du style de ceux que l'on portait dans les années trente. Les meubles n'ont pas changé, ce sont les mêmes que ceux qui m'ont vu grandir.

Je me demande s'ils possèdent toujours la table de cuisine.

Dans leur salle à manger, il y a toujours la même grande table rectangulaire. Je suis debout à l'extrémité la moins large. Après être allée le chercher, ma mère s'assied à ma droite. Mon amie se place à ma gauche. Les acteurs sont en place, il peut faire son entrée triomphale…

Je donne tout d'abord à ma mère, une chemise cartonnée dans laquelle se trouve une lettre relativement gentille. En la lui donnant, je lui dis que je ne lui en veux pas, qu'elle ne pouvait pas faire autrement. Je sais aujourd'hui, que ce pardon était prématuré et injuste pour moi, puisque j'ai dû maintes fois refaire un travail la concernant. À ce moment précis, ce qui m'importe, c'est lui. Si je regrette cette gentillesse à l'égard de ma mère c'est parce qu'aujourd'hui, j'ai compris qu'elle était sa complice.

Je me suis dotée d'un support papier car j'avais peur d'être interrompue et d'entrer dans une discussion stérile. Je lui demande alors de **m'écouter**, de m'écouter jusqu'à la fin et de ne pas m'interrompre.

Il accepte, il ne sait pas ce qui l'attend. Je suis parvenue à lire quelques phrases et… bien sûr, il me coupe la parole. Une énergie que je ne soupçonnais pas pouvoir surgir face à lui apparaît alors et me fait dire de manière très sèche et forte « tu m'écoutes jusqu'à la fin ». Il bouge, opine de la tête mais se tait à nouveau.

Dans cette lettre, je dis ce que j'ai ressenti pendant mon enfance et mon adolescence quand il m'imposait ses désirs…

Je ne veux pas tout retranscrire car cela créerait des répétitions par rapport à ce que j'ai déjà relaté plus haut.

Ce texte, dans sa forme initiale, comptait huit pages d'un format A4.

Pendant tout le temps où je l'ai écrit, mon corps a fortement réagi : j'ai eu très mal à la tête, j'ai eu envie de vomir comme si je me vidais de tout ce qu'il m'avait fait ingurgiter et ma main gauche (la main où j'ai les fourmillements) m'a fait terriblement souffrir.

Ce texte (résumé), le voici : « lettre au pédophile »

> *« Le but de ce texte est de te faire comprendre ce que tu m'as fait. Je veux aussi apprendre à ma mère les choses qu'elle dit avoir ignorées.*
>
> *Après, vous me demanderez peut-être pardon. Si vous ne le faîte pas alors tant pis, vous passerez à côté de la vérité. Pour moi, à partir de ce moment, je pourrai dire que vous savez, que vous n'ignorez rien... Je vous aurai tout remis entre vos mains. Tout ça ne m'appartiendra plus. Je pourrai devenir Martine et ne plus être le jouet Marie que vous avez toujours tenté d'utiliser pour te et vous satisfaire. Je t'appelle l'Autre car c'est le mot que j'ai toujours utilisé « dans ma tête » quand j'étais gamine et que j'utilise encore aujourd'hui. Papa aurait été le mot que j'aurais pu dire à mon père. Ton prénom, je n'arrive pas à le prononcer. Ce Raymond qui n'a agi qu'à la manière d'un enfant gâté qui veut utiliser son jouet. Ce jouet, c'était moi, moi qui me suis malheureusement trouvée sur ta route...*
>
> *Aujourd'hui, j'ai enfin trouvé la force de parler à l'ogre que tu représentais pour moi.*
>
> *L'histoire, si tu l'as oubliée, moi, je peux te la raconter dans le détail, telle que je l'ai vécue. Tu avais déjà trompé ta femme et tu avais un autre enfant qui « traînait » dans le quartier. Nous, les enfants de ma mère, nous n'avions pas besoin de toi, tu t'es imposé à nous. Si, mes frères et moi, avions eu le droit de parler, nous aurions dit que notre plus grand souhait était que tu t'en ailles, que tu nous laisses tranquilles. Ma mère a choisi : plutôt que de protéger ses enfants, elle a préféré une relation de dépendance avec un homme qui, certes, ne la battait pas comme l'avait fait notre père, mais qui la torturait autrement...*
>
> *Aujourd'hui, vivant seule avec toi, avec aucun de ses enfants qui lui rend visite, elle doit longuement y réfléchir. Y réfléchir en silence, car je suppose que ta loi du silence doit encore régner. L'éternelle question que je me pose est : « Comment t'y es-tu pris ? ». Il faut que je dise ce que j'ai ressenti. Que, toi et ma mère, vous compreniez que, ce qui pour vous depuis des années a toujours été « pas grand chose » a été pour moi vraiment « trop ».*
>
> *Vous avez mis du mal en moi, vous m'avez injecté un parasite et vous continuez à affirmer « mais il ne s'est rien passé, ce n'était pas si grave, pourquoi remuer le passé ? »*

Chaque jour, quand je regarde ma fille grandir et s'épanouir, je comprends le chemin ignoble que vous m'avez fait suivre, et c'est pourquoi je réagis : je comprends maintenant que mon enfance a été volée et violée.

Je veux en reparler car je veux extraire ce parasite (ces fourmillements) qui a envahi mon corps. Je veux en parler et en reparler jusqu'au moment où je parviendrai à me débarrasser de tout ce que tu ou vous m'avez fait. Le parasite, c'est toi, alors je veux l'arracher de mon corps et vous le recoller. Même à votre âge, vous saurez en faire quelque chose.

Pourquoi ne me suis-je pas sauvée ? Je tremblais de peur, tu disais que c'était normal, que c'était un câlin : les câlins, j'en voulais mais j'aurais voulu que ce soit ma mère qui me les donne.

Mais comment as-tu pu me faire aussi peur pour que pendant des années, je sois ton jouet ? Quel mal t'habitait pour que tu puisses agir ainsi sur une gosse ? Te rendais-tu compte de ce que tu faisais ?

Ta vie, ton but de chaque jour était d'aller toujours un peu plus loin, de m'en demander toujours plus.

Le pire a été que tout en étant ta prisonnière, tu t'arrangeais pour tenter de me faire croire que tu m'aimais. Et pire encore tu m'imposais de t'aimer.

Mais dans quel monde te croyais-tu ? Très tôt, moi qui n'avais l'âge que de jouer à la poupée, je venais de recevoir de mon frère Paul une belle poupée dans son couffin,…

Et toi, à cette petite fille qui jouait à la poupée, tu demandais de faire l'amoureuse ! Tu voyais le mal partout et tu m'interdisais d'aller et venir et de jouer avec des enfants de mon âge. Et puis, pour utiliser tes « propres mots », un jour tu « m'as perforée » en m'ayant dit auparavant « cette fois-ci, si tu ne te laisses pas faire, ça ira mal… »… et ma mère qui a osé m'appeler « putain »… avant le procès, la peur venait enfin de l'atteindre ?

Dans ses yeux à elle, j'ai pu lire de la haine. Comment aurait-elle pu m'aider puisqu'elle et toi agissiez de concert…

Et moi qui ai voulu la protéger ! Pourquoi ? Pourquoi cette peur de parler, de me confier à quelqu'un ?

Dans cette famille, tout le monde sait, personne ne dit rien et toi, tu pourras continuer à me faire souffrir puisque c'est comme s'ils t'avaient tous donné leur accord : continue mais vraiment laisse-nous tranquilles.

Plus tard, viendra le chantage : si je parle, jamais mes frères ne seront gendarmes...

Parce qu'il y aura procès..., que je te porterai des oranges en prison.

En prison, tu as fini par y aller, et les oranges, tu les attends peut-être encore ?

Ma mère et toi, vous direz certainement « tu es méchante de dire tout cela alors que l'on est si âgé ! ». Vous vous trompez ! Quand j'étais cette enfant qui souffrait en silence, vous ne m'avez jamais vue ni entendue alors, c'était une obligation pour moi, d'avoir un jour le courage de te, de vous regarder en face sans avoir peur pour te dire tout le mal que tu m'as fait.

Est-ce que cette démarche a été un échec, une réussite ?

Quelle a été sa réaction ? La négation, bien sûr ! Nier, toujours et encore nier et dire « c'est n'importe quoi » « elle exagère ». Alors, je suis repartie. En partie soulagée et en partie déçue. Pourtant, c'était une victoire puisqu'ils m'avaient écoutée. Qu'est-ce que je voulais de plus ? Des excuses ? Pour s'excuser, il faut être conscient de ce qu'on a fait. Si ma mère et son compagnon ne peuvent ou ne veulent pas reconnaître le mal qu'ils m'ont fait, alors le seul moyen qui s'impose à moi c'est de **m'en libérer autrement**.

Ce que je peux dire de cette démarche, c'est qu'elle a été un premier pas vers ce qui des années plus tard m'aidera à lâcher, à accepter leur déni et...

Même, peut-être un jour, à les excuser ?

Peut-on pardonner à quelqu'un qui est dans le déni alors même que les faits ont été prouvés et reconnus par lui au moment du procès ?

Peut-on pardonner à des pervers qui ne voient les éléments que de leur point de vue ?...

Cinq ans plus tard... je téléphone : entendre sa voix ne me panique plus. Je veux parler à ma mère pour qu'elle me donne des renseignements pour comprendre un peu mon arbre généalogique. J'en profite pour lui poser des questions, à lui. Il prend beaucoup de plaisir à me raconter ses origines, à relater son enfance. Il ne se trompera sur aucune date... Quelle mémoire ! Quand je tente de faire prendre une autre tournure à cet entretien téléphonique afin de parler de moi, alors je me confronte soit à des oublis, des blancs, soit à de complètes négations puis finalement à cette accusation « tu venais dans le lit, tu mettais tes jambes sur les miennes, tu aimais ça ». Il raconte lui-même son vécu des « opérations capots de voiture » en disant que « j'y prenais bien du plaisir puisque je fermais les yeux ». À ce moment, je ne peux plus me contenir, je lui dis que je faisais cela parce que je ne supportais pas sa vue et que des gens comme lui aujourd'hui, pour les mêmes actes vont en prison pour au moins une dizaine d'années. Je finis par le traiter de « sale con » et la colère m'ayant envahie, je raccroche sur des mots plutôt très grossiers sans lui laisser la possibilité de me répondre.

Après cet appel, c'est le chaos complet. Encore et toujours ce déni !!!Comment vais-je m'en sortir ? Alors, instinctivement, comme il m'arrivait alors souvent de le faire, j'allume l'ordinateur et j'écris, gravés en mémoire, les mots qu'une fois de plus je n'ai pas pu prononcer.

Il s'agit de deux lettres, l'une adressé à ma mère et l'autre à lui. Ces lettres ne seront finalement pas envoyées. Ce soir-là, j'étais dans un grand désespoir et j'avais osé décrocher le téléphone pour appeler Marisa (psychothérapeute). Quel progrès aussi que « d'oser » appeler au secours ! Elle a eu les mots justes pour me faire comprendre que l'important n'était pas de me préoccuper de savoir si ces lettres allaient arriver à destination et être lues par ceux à qui je les adressais. L'important était que je sache accepter, qu'une fois dans la boîte aux lettres, il ne m'appartenait plus de me préoccuper de leur devenir. Je ne les ai finalement même pas envoyées, peut-être que le chemin parcouru en les écrivant aura suffi ? Peut-être les enverrai-je plus tard ?

Lettre à ma mère

> *C'est dimanche soir, nous venons d'avoir une longue conversation téléphonique.*
>
> *J'ai vraiment apprécié que tu me répondes sur ta vie et sur la mienne : tes réponses me permettent de mieux connaître mon histoire et m'aideront à la construction de cet arbre généalogique.*
>
> *Tu m'as fait très plaisir en me proposant de rassembler toutes mes affaires du temps où je vivais chez toi. Je n'ai effectivement aucun objet de mon passé : ni de mon enfance ni de mon adolescence.*
>
> *Si tu me donnais ce qui finalement m'appartient, tu me permettrais de me reconstituer un petit peu mais je ne viendrai pas car je ne peux supporter de revoir ton compagnon de tous les jours...*
>
> *Tu as maintenant compris, que si je n'ai pas témoigné au procès, c'est que j'étais trop jeune pour affronter cette épreuve. J'avais pourtant dit à mon avocate « de ne pas te charger ». Il n'y avait pas beaucoup de paroles entre nous. Mais même si, à l'époque, je t'en voulais de m'abandonner, je ne souhaitais pas te faire de mal.*

Aujourd'hui, je ne te pardonne toujours pas car j'ai compris les raisons de ton impossibilité à me protéger et je fais la différence entre « l'autre = celui avec qui tu vis » et toi.

Ne change rien à ta vie (de toute manière, n'ayant pas pu réagir quand j'avais quatorze ou dix-huit ans, comment le pourrais-tu aujourd'hui ?

Entends quand même, que par toi et comme toi j'ai souffert mais qu'au contraire de toi, j'ai voulu et j'ai pu essayer de prendre ma vie en mains.

Je t'embrasse

Je te joins la lettre que j'ai envoyée à Raymond.

Je n'ai pas envoyé cette lettre… est-ce que je l'enverrai un jour ? Le « je t'embrasse » sonne souvent faux, c'était plutôt de la compassion qui est là. Elle a été remplacée par de la colère, cette colère qui nous rapproche du désespoir. Aujourd'hui, c'est de l'indifférence que je voudrais me rapprocher.

Je ne peux nier qu'elle m'ait aimée mais pas au point de me protéger avant même de se protéger.

Est-ce de l'amour d'une mère qu'il s'agit là ?

Lettre à l'Autre : « le Raymond »

Je ne comprends pas que tu ne sois pas capable de reconnaître tes torts. Si ton procès avait lieu aujourd'hui, tu irais en prison pour quinze ans.

Oui, regarde-les, les émissions à la télé, elles te prouveront qu'un enfant violé ne le choisit JAMAIS de se faire violer.

Les pédophiles (c'est comme cela que l'on appelle les gens comme toi) sont condamnés de plus en plus souvent à de très lourdes peines d'emprisonnement. Elle est finie la LOI DU SILENCE qui fait régner les gens violeurs d'enfants.

Tu peux raconter ce que tu veux, moi ma mémoire ne me fait pas défaut. Il est simplement très bizarre que tu aies des souvenirs très précis de certains événements et que pour d'autres, tu aies tout oublié…

Moi je suis sur le chemin de la guérison du mal que tu m'as fait car j'ai accepté de regarder la vérité en face et d'essayer de la comprendre.

Toi je crois que tu es plutôt à plaindre.

Quand j'étais petite puis adolescente, tu m'as manipulée, tu m'as utilisée. Aujourd'hui, je suis assez solide pour te dire que tu m'as fait mal. Je sais que tu ne veux pas l'entendre et que tu n'es pas capable de le comprendre. Ce n'est pas grave, ce qui compte pour moi c'est de te dire tout ce que tu m'as fait subir et ainsi de m'en débarrasser. Pour toi, que tu ne sois jamais capable de reconnaître tes fautes, c'est ton problème et non plus le mien. Il est regrettable que tu sois amené à mourir un jour en emportant ton mensonge avec toi. En ce qui me concerne, ce que tu m'as fait, je vais le dire au grand jour. Tu étais réputé pour « avoir une grande gueule » et bien ouvre-la aujourd'hui… et tel le corbeau et le renard… on verra bien qui est de nous deux est le plus rusé… je suis prête à t'affronter et… même si cela doit encore me faire mal, je suis certaine que dans un combat au grand jour, c'est moi qui en sortirai gagnante.

Parmi ces actes symboliques, il y a aussi le retour sur les lieux des viols.

Retour sur le lieu des viols

Je suis allée à Avignon.

Sur le retour, une idée s'impose : je vais aller à Seynes. Seynes, ce village où j'ai vécu les trois dernières années avec ma mère et son compagnon.

En chemin, cette décision s'impose. Ma décision est prise, je sens mon cœur battre de plus en plus vite. Je roule pourtant lentement. Je veux me confronter à ces lieux où j'ai tant souffert.

Jusqu'à ce qui a été notre maison, je ne reconnais presque rien. Je reconnais à peine la piscine municipale où j'aurais tant voulu aller. Mais cela m'était interdit et puis même moi, cela me faisait peur car j'aurais exposé mon corps. Sa jalousie empêchait ces gestes simples de la vie d'une jeune adolescente. Même si je l'avais eu cette autorisation… est-ce que je l'aurai utilisée ? Non, la honte de mon corps sale et gros aurait eu raison de mon envie…

Aujourd'hui, la route qui me conduit vers le centre du village, m'est complètement inconnue. La maison, elle, par contre, je m'en souviens. Cette maison, la porte centrale derrière laquelle se trouve l'escalier qui monte aux chambres. À droite, la fenêtre du salon et à gauche celle de la cuisine. Derrière, la porte de garage, j'imagine comme si c'était hier, cette cour entourée de hauts murs… avec dans un recoin cette dépendance où il avait caché les photos de moi nue pour servir de preuve dans le cas où je finirais par parler. Preuve de quoi ? Il commençait à sentir que je pouvais peut-être parler et l'accuser mais ces photos n'étaient que la preuve de sa culpabilité…

Il s'en servait pour alimenter son chantage… chantage au danger que le fait de parler représentait pour la famille « si tu parles, j'irai en prison, tes frères ne seront pas gendarmes et ta mère sera seule ».

Me voilà, vingt ans plus tard, débouchant sur la place du village. Au stop, le tabac-presse où j'allais acheter le « Nous deux » de ma mère existe toujours. En face, la petite épicerie a disparu.

Voilà, c'est tout ce que je reconnais de ce village : une maison et ce qui se situe à cent mètres. Au-delà, c'était territoire interdit.

Je me sens en faute, quelle faute ? La culpabilité que l'on m'a mise sur le dos réapparaît bien facilement sur les lieux du tournage de ce mauvais film…

Et si quelqu'un trouvait anormal que je roule dans toutes ces rues aussi lentement ? Je mets très longtemps à retrouver le stade qui fut pourtant un des lieux difficiles de cette période. Je finis pas m'engager vers cette route que nous empruntions chaque lundi matin. Je ressens au même endroit le malaise supporté tant d'années auparavant. Je suis au fond du siège de cette voiture, je suis la plus abominable des filles, une fille qui trompe ma mère… Me revoilà à confondre le passé et le présent… Je me concentre pour ne pas me laisser engloutir par les souvenirs, ils sont là, je viens les combattre et non pas me faire « manger à nouveau ». La voiture suit ce chemin, je sais que je dois tourner à gauche avant le pont de l'autoroute.

Je ne me trompe pas, la voie monte. Mais je suis incapable de retrouver, à l'aller, l'endroit exact où il me violait deux fois par semaine. Je continue puis finis par faire demi-tour.

Je crois que c'est là mais je n'ai aucune certitude. La seule certitude : c'est celle de ma vision de l'autoroute qui est changée. Je n'ai plus peur qu'on me voie, je ne regarde pas avec envie ces gens qui roulent vers je ne sais quelle vie car je suis mon propre chemin… pour me l'**approprier** la mienne de vie.

Je m'arrête. Peu importe que ce soit derrière ce bosquet ou derrière celui-là…

Je ne sors pas de la voiture, je lance un cri : **un cri de rage** et non un cri de détresse. **Un cri de libération**. Oui les cailloux sur le chemin, j'arrive maintenant à les voir blancs, tout comme je parviens à trouver cet endroit beau. Oui, j'arrive à trouver cet endroit beau malgré tout ce que j'ai pu y vivre et une fois mon cri de libération lâché, libérée, je retourne vers le village.

Je repasse devant la maison, je vois maintenant la fenêtre de ce qui fut ma chambre : ils ont changé les volets, il y a deux boîtes aux lettres. Dommage que tout soit fermé, j'aurais aimé monter ces escaliers, tourner à gauche, imaginer leur grand lit et aboutir dans ma chambre avec ces deux cadres qui furent mes compagnons (un clown triste et un enfant qui pleure !). Ce n'est pas grave, mon détachement à ce qui s'y passait me suffira.

Je traverse ce village que je découvre pour la première fois : je ne savais pas qu'il était si beau. L'envie me prend d'aller à l'église pour remercier et puis le merci je le dis simplement à la vie. **Tu es belle la vie** : tu m'as permis d'accomplir ce geste guérissant. De retour vers la grande ville, je suis particulièrement prudente, je tiens à vivre. Sur le plateau, des cultures maraîchères puis des champs d'oliviers à droite et à gauche. Je comprends maintenant pourquoi cet arbre ne m'a jamais quitté : quand adolescente, je parvenais à cet endroit, cela signifiait que j'allais être en paix pour une semaine…

L'écriture

Entre crever et créer, il n'y a qu'une lettre de différence.

Catherine Enjolet Jacques Salomé,
L'amour et ses chemins, paroles à deux voix

Pourquoi est-ce que j'écris ?

Écrire pour me parler à moi-même… écriture miroir ;

Écrire pour parler à toutes les prisonnières de l'inceste… écriture libératrice ;

Écrire pour témoigner… l'écriture de ce témoignage ;

Écrire pour partager ;

Écrire pour me vider et transformer les maux en mots… l'écriture thérapeutique ;

Écrire après les séances de thérapie pour « intégrer » les changements ;

Écrire pour comprendre ;

Écrire pour créer… et créer pour vivre ;

Écrire pour dire et briser la loi du silence : écriture militante.

Conte de ma vie

J'ai déjà cité le livre de Susan Forward « Parents toxiques, comment se libérer de leur emprise » pour l'aide qu'il m'a apportée afin d'accomplir des

actes symboliques. Une des stratégies de libération présentée consiste à imaginer un conte dans lequel nous sommes le « héros ».
Ce conte doit obligatoirement bien finir. Voici, ce que j'ai imaginé…

Marie la voltigeuse

L'histoire que je vais vous raconter s'est passée il y a très longtemps.

Malgré ce temps qui me semble parfois long, je peux vous la raconter comme si elle venait juste de se produire car ma vie a défilé si vite que je crois parfois que c'est hier que j'ai assisté au plus beau spectacle qu'il m'a été donné de voir. Il est à jamais gravé dans ma mémoire.

À cette époque, à travers les chemins de campagne, on voyait sillonner de magnifiques roulottes colorées. Elles allaient de village en village et apportaient avec elles leurs couleurs gaies. La musique de l'accordéon qui les accompagnait paraissait magique : c'était le monde féerique des gens du voyage. Ils sillonnaient la province afin d'apporter un moment de joie et de rêve à ces gens qui travaillaient chaque jour si dur pour obtenir de quoi subsister à leur famille. Ces villageois avaient beaucoup de peine à stocker quelques denrées et à faire des économies en prévision des longs et rudes hivers qui les attendaient. Ils trouvaient pourtant une petite pièce de monnaie à ravir à leur maigre bas de laine pour aller cueillir un moment de rêve apporté par ces gens de la bohème. Cette petite pièce, ils devaient la dénicher coûte que coûte ! Ils savaient en effet que l'allégresse qu'elle allait leur procurer leur donnerait bientôt la force de tenir dans la rudesse des temps à venir. Dans ces temps où il leur faudrait serrer les dents pour patienter jusqu'aux jours meilleurs.

Pouvaient-ils soupçonner, ces villageois, que derrière ce monde d'apparence si joyeuse et heureuse se cachaient parfois aussi des tragédies ? Dans cet univers du cirque, il y avait bien sûr de grands bonheurs : ce goût de la liberté, du risque, de la fête… Mais le doute et l'incertitude ne les épargnaient pas. Marie avait grandi dans cette grande famille de la balle. Son père, à l'époque, maîtrisait le plus beau numéro : le trapèze volant sans filet. La mère de Marie n'avait pas de rôle dans ce spectacle : sa besogne consistait à nourrir les animaux, à nettoyer les cages et… à demeurer dans l'ombre. D'ailleurs on lui avait octroyé ces corvées uniquement pour satisfaire son mari. Lui, était indispensable au cirque et obtenait tout ce qu'il réclamait. La petite monnaie acquise par son épouse leur était nécessaire. Il ne le refusait pas : on ne roulait pas sur l'or dans ce milieu...

Presque tous ceux qui faisaient partie de leur monde ne concevaient pas qu'il puisse avoir épousé cette femme... il était admiré de tant d'autres filles bien plus jolies et talentueuses... comment pouvait-il l'avoir choisie ? Cela resterait un mystère...

Ce trapéziste n'avait pas son pareil pour obtenir des « oh » et des « ah » du public. Ce public qui poussait parfois, aussi, des soupirs d'angoisse : il se taisait d'anxiété, conscient du danger que courait cet artiste. Il fallait voir les yeux des enfants comme ceux des adultes : tous brillaient d'admiration devant cet homme volant !

La petite Marie était toujours à la meilleure place lorsqu'il exécutait son numéro et elle rêvait qu'un jour elle pourrait l'accompagner là-haut sur son trapèze. Malheureusement l'irréparable arriva. Ce fut la chute, la mort et le début de l'enfer pour l'enfant. Cette petite enfant qui ne comprit pas comment son étoile avait pu disparaître ainsi. Bien que son père manquât à tous, son deuil, elle le fit seule, en silence. Et commença alors pour elle son horrible parcours. Marie fut mise au travail. Fini le monde du rêve et de l'enfance. Il fallait le gagner, ce droit de rester au sein de cette grande famille du cirque. Elle fit tout ce que les autres ne voulaient pas faire et sans broncher. Elle ne se serait pas risquée au moindre mouvement d'humeur car elle craignait trop ce qui aurait alors pu lui arriver ! Sa mère répondit très vite à toutes les sollicitations de ce Mr Loyal qui portait si mal son nom. Il était seul, il la voulait et il l'obtint bien facilement. En se mariant avec lui, cette veuve se mettait à l'abri : il était le patron, le chef. Elle était consciente que son mari n'était plus là pour la protéger et l'union avec Mr Loyal la mettait à l'abri de toute exclusion du cirque. Ce cirque qui était le seul monde qu'elle connaissait. Il avait voulu la mère mais la petite, elle, il ne la souffrait pas. Elle lui rappelait trop cet homme, ce trapéziste volant qui pendant des années lui avait ravi la première place du spectacle et la première place auprès de celle qu'il convoitait en secret. Il ne supportait pas ce rejeton. Et, quand il restait seul, il parlait à son perroquet et le dressait à attaquer la gamine. Il avait bien sûr perçu le désarroi de l'enfant et il la faisait poursuivre par le volatile en lui faisant dire sans cesse « Marie n'a plus de nid, je vais l'enfermer avec moi dans ma cage ».

La petite tentait de s'enfuir mais chaque fois elle se faisait rattraper par cette bête qui l'attaquait de son bec et lui piquait les jambes. Sa mère la voyait pleurer mais elle ne disait rien. Elle ne pouvait pas toucher à cet animal : il appartenait à l'homme qui désormais la protégeait et subvenait à ses besoins matériels.

Les années passèrent ainsi. Toujours poursuivie par ce perroquet qui savait de mieux en mieux où la dénicher et la terrifier en lui faisant supporter la litanie de ses sornettes. Elle dormait maintenant dans la roulotte des employés subalternes. Ils étaient gentils avec elle et lui apportaient du réconfort aussi bien le soir que dans la journée quand ils pouvaient l'alléger d'une de toutes ces tâches qui lui incombaient. C'est dans cette caravane que chaque soir elle écoutait le rêve de chacun : celui qui voulait devenir magicien, l'autre qui désirait être dompteur, clown, trapéziste bien sûr ou une autre encore qui s'imaginait en écuyère...

Son rêve, à elle, Marie, c'était de parvenir à faire briller les yeux des enfants. Son enfance qu'on l'avait obligée à abandonner, elle voulait la retrouver dans les yeux de tous ceux qui un jour la regarderaient exécuter son numéro. Ce numéro, elle l'avait créé, elle le travaillait en cachette, elle le connaissait et le pratiquait à la perfection en espérant, qu'un jour elle pourrait le présenter à tous. Or, un soir, le cracheur de feu, après une violente dispute avec Mr Loyal, quitta définitivement le cirque. Le responsable du cirque avait besoin de quelqu'un pour remplacer le virtuose, ce maître en sa matière qui ne supportait plus les injustices perpétrées par cet homme. Marie osa supplier Mr Loyal de la laisser se substituer au pied levé à cet artiste manquant. N'ayant aucun autre recours pour garantir sa représentation, il lui accorda cette possibilité. Mais, attention, uniquement le temps pour lui de trouver un véritable artiste remplaçant ! Un artiste qui deviendrait le titulaire du numéro... Il n'était pas question de la laisser reproduire ce que son père avait réalisé des années durant. Non, elle ne lui ravirait pas à nouveau le premier rôle. Non, qu'elle le fasse son numéro si cela lui chantait. Elle le dépannait mais après elle retournerait aux fonctions qui étaient les siennes et les seules qu'elle fût capable d'accomplir correctement !

C'est ainsi que par un magnifique après-midi du mois d'octobre, j'assistai à son premier spectacle. C'était un événement, pour le village bien sûr mais pour moi également car c'était la première fois que je pouvais me payer moi-même une sortie : je venais de percevoir mon premier traitement d'instituteur. Pour marquer l'événement, la classe avait confectionné des banderoles de bienvenue et nous avions décoré notre salle de travail de dessins où chaque écolier avait choisi de représenter son numéro de cirque favori...

La grande parade avait eu lieu et avait déjà apporté les rêves les plus fous aux grands comme aux petits. La plupart avaient visité la ménagerie et l'heure était maintenant à faire la queue afin de payer son droit d'entrer sous le chapiteau. Je reconnus sous la tente nombre de mes élèves. Mais ce n'était plus mes élèves. Ce n'étaient plus des élèves, c'étaient des enfants, des enfants tout endimanchés et tout excités de la fête à laquelle ils participaient.

Il y eut les traditionnels spectacles puis l'annonce de Mr Loyal pour présenter le numéro de « Marie, la voltigeuse ». Elle fit son entrée sur une musique macabre, habillée en femme qui tirait péniblement des ballons transformés en boulets : les mêmes que ceux auxquels sont enchaînés les bagnards. Le numéro, je vais vous le dévoiler... Ce fut pour moi un poème qui me fit et qui nous fit arrêter le temps. Elle fit battre nos cœurs à l'unisson avec le sien. Tous ses compagnons de la roulotte étaient avec elle. Celui qui rêvait de jongler joua avec des scies acrobatiques qui la libérèrent de son boulet. L'apprenti clown la revêtit d'habits de princesse. Le dompteur fit danser à ses tourterelles une farandole qui la fit tourbillonner et le magicien fit apparaître le trapèze. Elle recueillit un tonnerre d'applaudissements quand on la vit virer, virevolter, s'élever vers le haut du chapiteau telle un papillon qui vient de naître. Puis, là-haut, avec celui qui rêvait d'être trapéziste, ils nous présentèrent une chorégraphie qui n'avait pu naître que dans le cœur d'une artiste surdouée. Sa mère était fière d'elle mais comme à son habitude elle ne put dire un mot...

Malgré toute sa rancœur, Mr Loyal tenta de la retenir pour faire d'elle le nouveau point d'attraction du cirque car il craignait de se la faire ravir par un concurrent. Elle sut résister. Les autres parties du spectacle, *je ne les vis pas. Je m'étais moi aussi révélé dans le papillon qu'elle était devenue. Je me précipitai vers celle qui avait lâché la chrysalide qu'elle était. Nous nous reconnûmes aussitôt, et elle vint se poser sur ma main. Nos mains qui, depuis, ne se sont jamais lâchées.*

Vous comprenez maintenant pourquoi ce jour est à jamais gravé dans ma mémoire. Ce jour là j'ai rencontré celle que j'ai aimée toute ma vie. Ce jour-là je dus la secourir pour lui permettre de fuir le cirque mais elle a bien vite su voler de ses propres ailes.

Les saisons se sont succédées. Bien sûr, nous avons eu des enfants. Comme tous les enfants du monde, ils sont tout excités à l'arrivée du cirque et il ne les déçoit jamais. Chaque année certains numéros sont semblables aux autres et puis d'autres différents apparaissent. Il y a toujours un Mr Loyal.

Marie, mon papillon de tous les moments, quand l'automne arrive et qu'elle aperçoit approcher les caravanes est souvent assise sur le pas de la porte de notre mazet. Installée sur le seuil, elle les suit des yeux, elle les observe. Dans son regard, je crois parfois y surprendre de la mélancolie mais le plus souvent ce que je vois, c'est un sourire. Ce n'est ni un sourire de triomphe, ni un sourire de tristesse. Elle voit simplement défiler devant elle ce monde qui n'est plus le sien. Elle revoit défiler sa vie : elle n'a ni rancœur, ni colère. Elle repense à son père qui s'est envolé trop tôt. Elle repense à sa mère qui n'a pas su être heureuse. Elle repense à cette petite Marie qui est parvenue alors que les nuits étaient si noires à s'accrocher aux étoiles pour attendre le lendemain.

Une de ces étoiles était au fond de son cœur, elle était minuscule : le soleil n'avait pas pu la nourrir de ses rayons mais depuis de nombreux printemps et de nombreux étés sont passés : ce qu'elle aurait tant voulu recevoir enfant, elle l'a donné aux autres : à son mari, à ses enfants, à ses amis et bientôt à ses petits-enfants. Cette chaleur répandue autour d'elle lui a permis de recevoir à son tour : elle se prélasse au soleil pour boire ses rayons et se réjouir de la danse des papillons encore si nombreux dans notre campagne.

Quand je relis ce conte, je comprends pourquoi, aujourd'hui, la rencontre du vide est un moment difficile à vivre car je lâche la carapace dans laquelle je m'étais enfermée pour survivre.

Ce vide, pour ne plus être en résistance, il faut pourtant que je le rencontre pour faire naître mon papillon.

Lettre à l'enfant blessé qui se trouve dans l'adulte

C'est une lettre à visée thérapeutique que l'on écrit à soi-même. L'idée est que l'adulte d'aujourd'hui écrit à l'enfant d'hier qui est en lui. Le but est de lui dire les mots, les mots justes, juste les mots qu'il aurait dû entendre alors qu'il était encore enfant. Naturellement, cette lettre, je l'adresse à Marie.

> Ma petite Marie. Ils t'ont mis trop de choses sur le dos. Lui, il voulait t'aimer et que tu l'aimes. Elle, elle voulait que tu la protèges. Toi, tu devais prendre soin de tout cette famille : pour que tes frères puissent grandir, pour que ta mère puisse continuer à survivre. Ils t'appelaient Marie. Marie la Sainte qui s'est sacrifiée et qui a enfanté. Il devait leur rester de vagues souvenirs de leur éducation religieuse… Ils se sentaient tes enfants. Ils se trompaient. C'était toi la plus petite, tu étais une enfant, ils se trompaient tous. Tu le savais… et tu leur as résisté comme tu l'as pu… avec ta tête. Cette tête t'a aidée, maintenant elle va encore prendre soin de toi. Elle va surtout prendre soin de ton corps, de ton cœur.
>
> Allez, redresse-toi, n'aie pas peur. Ta bosse dans le dos, ton poids sur le buste, je vais te l'enlever. Tous les jours, je regarderai le ciel et je me tiendrai bien droite : pour toi. Je veux que tu réapprennes à marcher. Marcher sans papa et sans maman. Marcher sans tenir la main de quelqu'un. Cela, il faut l'oublier. Tu dois et tu peux, maintenant, c'est certain, grandir toute seule. Personne ne te bercera, personne ne te regardera avec les yeux d'une maman. Tu n'auras pas ça mais tu n'auras plus personne qui pourra te faire du mal. Et si quelqu'un essayait, je suis maintenant assez forte pour te prévenir et les repousser.
>
> Ce n'est plus la peine d'être grosse et de prendre sur toi le rôle des autres.
>
> J'ai une maison pour t'abriter, tu as tes enfants à aimer : partir, rester, personne ne te commandera. Le poids que tu vas lâcher, tu vas le remplir par l'amour que je vais t'apporter. Ne sois plus Marie. Tu es Martine. Je t'aime Martine. Tu dois t'aimer Martine. Cet amour que tu as tant cherché, tu vas le trouver car tu n'es plus seule. Tu as vécu beaucoup de violences, tu as beaucoup souffert mais Martine doit naître de Marie. Martine va renaître et elle sera belle ta vie ma fille. Tu me diras tout ce qui t'arrive, je t'écouterai. Il faudra parfois que tu

attendes, c'est normal, tu es une enfant ! Que tu attendes que le temps, le temps présent prenne soin de toi.

J'ai ressenti le besoin de rédiger une seconde lettre au beau-père. Elle n'avait pas pour but d'être envoyée et ne l'a pas été : elle s'intitule

« Mais pour qui m'as-tu donc prise ? »

Tu t'es fabriqué ton histoire et aujourd'hui tu te la racontes encore… Tu n'es qu'un pauvre mec, qui, voyant devant lui une gamine a voulu en faire sa bonne. Sa « bonne maîtresse »… Tu disais ! Mais comment une gamine, puis une jeune fille aurait pu aimer un mec comme toi ? Un mec comme toi avec des yeux pervers et déglingués…

Tu as été amoureux d'une gamine. Deux femmes (la tienne et ma mère) ne te suffisaient pas… il te fallait en plus une fille !

Tu rêvais d'être amoureux d'une fille ! Tu as voulu faire de moi ce que tu voulais…

À six ans, tu m'as caressée, moi, ce que je voulais, c'était le prince charmant de la jolie princesse. Moi, ce que je voulais, c'était un père avec de la tendresse…

À douze ans, tu m'as pénétrée. Moi, j'aurais voulu être regardée par des garçons de mon âge…

À quinze ans, tu m'as si souvent violée, que tu m'as mise enceinte. Moi, je ne rêvais qu'à un peu de liberté…

Et à dix-sept ans, tu as voulu me posséder en t'appropriant ma tête… alors j'ai craqué et je t'ai dénoncé. Tout ça, tu le nies et je n'arrive pas à dire « tant pis ».

Si je faisais, ce dont j'ai envie aujourd'hui, je viendrais te piétiner à coups de pied… Tu as failli me faire mourir et ce que je ferais, serait si petit à côté de ce que tu m'as infligé. Je repense souvent au poison que tu m'as injecté pour me faire avorter. J'en pleure encore de douleur. Cette douleur qui à l'époque me donnait envie de mourir…

Mourir, crever conviendrait mieux.

Mais pour qui m'as-tu donc prise pour essayer de faire passer une innocente pour une putain ?

Tu as fichu une partie de ma vie en l'air. Aujourd'hui, je pourrais avoir envie de te faire mal à mon tour. Serait-ce revanchard ? Oui et je ne le ferai pas car je ne guérirai pas par la revanche. On ne répond pas à la bêtise par la haine.

Aujourd'hui, je vais prendre soin de moi. La colère que je retournais contre moi, c'est à toi, je te l'envoie. Car j'ai besoin de te crier ma haine.

J'avais même pensé l'envoyer au domicile de la mairie où ils résident. Mais à quoi bon ? Je crois que pour guérir, je dois les laisser là où ils sont… je ne me soignerai pas en combattant les fantômes.

La thérapie psychocorporelle individuelle

J'ai 36 ans. Mes deux enfants sont nés. J'ai un travail, un mari, une maison... tout semble parfait et pourtant... rien ne va. J'ai envie de tout lâcher...

Je recommence une psychothérapie mais je ne veux pas récidiver avec la psychanalyse. Cette fois-ci, je travaillerai avec une thérapeute formée à la thérapie biodynamique. Cette thérapie élabore une approche multiple et complète de la personne. Elle englobe le travail verbal, émotionnel et corporel. Elle privilégie la remise en route des courants vitaux et l'équilibre des cycles naturels. Croyant à l'existence d'un noyau sain au fond de chaque être humain, la psychologie biodynamique a développé des outils et une attitude permettant de passer sous les résistances de la personne, afin que le noyau profond, enfin reconnu, devienne l'allié objectif du processus de changement vers plus de vie.

Le verbal et l'imaginaire, avec l'écoute, la visualisation ou l'analyse, qui permettent l'intégration et la compréhension.

Quand j'ai débuté la thérapie, mes demandes ont été :

- la volonté d'intégrer mon « histoire » ;
- le besoin de trouver des réponses concernant mes interrogations sur ce que j'allais transmettre à mes enfants ;
- l'importance d'être reconnue comme victime.

Le constat du début de traitement a été celui-ci :

- mon corps est très tendu, très en défensive ;
- j'ai des difficultés à raconter « mon histoire » tout en regardant mon interlocutrice car je ne parviens pas à dissocier l'adulte qui raconte de l'enfant ou l'adolescent qui a vécu les sévices. Quand je raconte, c'est comme si j'étais encore en train de vivre les sévices ;
- j'ai du mal à accepter de me faire accompagner, aider pour sortir de l'enfermement, de la solitude ;

Le travail, au départ, a été basé sur des exercices corporels : j'éprouvais le besoin et l'envie de « sentir », de faire sortir mes émotions enfouies. Opposés à cette envie, les mécanismes corporels que j'avais mis en place pour justement m'empêcher de percevoir ont été très longs à délier. Ne pas ressentir avait toujours été ma défense principale, alors, il ne m'est pas aisé de modifier ce fonctionnement.

En effet, je me situais beaucoup dans « faire » « faire beaucoup » « faire bien ou plutôt faire très bien et être dans la perfection ».

Au début de la thérapie, j'ai été opérée d'une ablation de la thyroïde car j'avais des nodules cancéreux. Ce cancer m'a obligé à abandonner mon fonctionnement de « faire beaucoup ». Diminuée physiquement, en arrêt de travail, il a fallu que je cesse d'être dans « il faut faire » « il faut tenir pour exister ». Là, au contraire, j'étais dans « il faut lâcher ». Mon corps, m'a bien sagement rappelé à la réalité suivante : **prends soin de moi, prends soin de toi.**

Pendant le séjour à l'hôpital, j'avais fabriqué des petits pantins en perles pour les offrir à mes enfants qui ne pouvaient venir me rendre visite. J'en avais également fabriqué un que j'ai accroché à un petit texte que j'ai offert au personnel soignant du service de chirurgie où j'ai été opérée. Ce texte, le voici :

Ce tout petit pantin
N'a plus trop de chagrin
Il tient à dire merci
À toute la chirurgie

Ce cancer de malheur
M'a touchée en plein cœur
Et quand j'ai tant pleuré
J'ai reçu votre bonté

Perdue dans la douleur
J'ai senti votre chaleur
Je m'en vais suivre mon chemin
Plus forte pour croire en demain

Contre la maladie et pour la vie
Du fond du cœur, un grand merci.

J'ai compris le paradoxe suivant : je suis en thérapie mais en même temps suis-je bien certaine de vouloir vraiment aller mieux ? Car aller mieux, c'était ne plus vivre obligatoirement dans le rôle de victime. Et si je ne suis plus uniquement victime, alors je suis qui ? Je suis quoi ? Mais comprendre cela, est tellement important, c'est dire, je veux exister autrement qu'en victime, je veux exister « tout simplement ».

Je n'avais pas compris que j'avais réalisé un transfert sur la thérapeute en lui attribuant « la fonction maternelle » : je lui disais en fait « fais quelque chose pour moi mais quoi que tu fasses, cela ne pourra pas fonctionner, ce sera obligatoirement un échec. « Avec ma mère qui n'a rien pu faire, pourquoi et comment pourrais-tu parvenir à m'aider, toi, non plus tu ne pourras rien faire »

Je ne travaille plus actuellement avec F. P. car à un moment de ma thérapie, il m'a été nécessaire de « laisser » cette thérapeute, non pas à cause de la personne mais afin de simplement dire « ceci ne me convient plus, j'ai l'impression de stagner, je veux choisir autre chose ». Cette capacité à stopper une relation afin de m'engager dans une démarche différente librement choisie a été un pas de plus franchi vers la reconstruction de ma personnalité.

J'ai cessé le travail avec elle, j'ai pu arrêter sans être dans la rupture brutale et en étant dans la capacité à établir un bilan de la thérapie au stade où elle était.

La thérapie psychocorporelle de groupe

Nous admirons ces femmes qui ont compris
qu'elles ne pouvaient aller mieux qu'en
expliquant et en rendant publique leur expérience,
et en cherchant activement un soutien, que cela
seul pouvait changer leur situation et celle
des jeunes filles d'aujourd'hui.

Pères criminels

Pourquoi aller travailler en groupe ? Pour essayer une fois de plus de sortir de l'enfermement, du silence de l'inceste. Pour sortir du cadre du « tête à tête » qui est celui de la thérapie individuelle. Je ressens ce besoin depuis un certain temps. La lecture de la plaquette présentant les stages animés par M. O. et J. L. m'a décidée à franchir le cap de cette difficile confrontation aux autres.

Cette plaquette dit en effet que « le groupe favorise le changement grâce à un champ d'exploration qui complète, potentialise et peut relancer le travail en « individuel ».

La force d'un travail sur soi en continu et en groupe est un accélérateur formidable vers le changement. C'est une ouverture à soi, aux autres, à la vie ».

À l'heure où j'écris ces lignes, j'ai participé à trois des ces sessions : colère, deuil et sexualité.

Le stage « À la rencontre de la colère »

Proposition de stage : « L'expression de la colère, dans nos sociétés, est taboue. Pourtant,...
Au cours de ce stage, dans un cadre protégé, à travers des exercices appropriés, vous serez amenés à explorer... Vous pourrez contacter les causes premières qui ont pu mouler vos comportements et ainsi les changer. »

Ces stages commencent par un moment où chacun à tour de rôle, se présente et explique la raison pour laquelle il a décidé d'y participer. Nous sommes assis en « carré ». Le tour a commencé par les personnes qui se situent à l'autre extrémité de la salle. Je fais partie des dernières personnes. Au fur et à mesure que les autres s'expriment, je les écoute, je sens les pulsations de mon cœur qui vont de plus en plus vite. Je ne réfléchis pas vraiment à ce que je vais dire. Ce que je sais, c'est que pour la première fois de ma vie, devant un groupe d'une vingtaine de personnes, je vais dire mon « histoire ». Je commence par parler de mes fourmillements dans le côté gauche de mon corps qui me font penser à une grosse colère qui serait restée bloquée à l'intérieur et qui aurait donc pris la forme de fourmillements pour m'empêcher de vivre. Ils se concentrent le plus souvent dans mon gras gauche et je sers les poings pour essayer d'avoir moins mal. Ces fourmillements me « pompent » toute mon énergie, me détruisent. Et puis je raconte succinctement mon histoire. Je pleure, bien évidemment, mais je n'ai pas honte de ces pleurs. Mon récit, par contre, j'ai l'impression qu'il a fait peur aux participants et que cela va les empêcher de « m'aborder ». Plus tard, dans le déroulement du stage, je réussirai à poser la question au groupe pour savoir si c'est moi qui ai eu cette impression ou si c'était une réalité. Leur réponse ne me plaira pas (mais c'est leur réponse !) car ils m'ont dit « non, on t'a admirée d'avoir résisté ». Moi, l'admiration, je ne peux l'accepter : je n'avais pas le choix, je n'ai mis en jeu que des stratégies de survie et l'admiration me fait peur car je la ressens comme dangereuse.

Ce premier stage est pour moi très éprouvant. La première nuit, j'ai beaucoup de mal à dormir. Je fais un rêve où je reproche à mon mari et à M. de m'avoir amenée sur un terrain glissant. Dans ce cauchemar, au cours d'une promenade à vélo, ils ne m'ont pas attendue et j'ai failli tomber à chaque virage car je ne parvenais pas à freiner. Ce rêve est significatif du plongeon que j'ai réalisé en participant à ce stage. J'ai osé et j'ai peur. J'ai peur car les exercices me conduisent à aller au plus profond de moi, et cela fait peur.

Il y a beaucoup d'exercices corporels qui pourraient sembler anodins mais qui me posent problème car je ne parviens pas à les réaliser. Je m'attendais à exprimer de la colère, ce qui est « remonté » c'est de la tristesse, un sentiment de solitude et d'abandon.

Je me rends compte que l'inceste a fait partie de mon personnage et que je me demande ce que je vais devenir si je parviens à en chasser les fantômes. Ce problème me fait peur. J'ai peur de me sentir orpheline pour une seconde fois : **ai-je vraiment envie de me débarrasser de ce « problème », n'ai-je pas peur du vide qu'il va laisser ?** Suis-je prête à rencontrer ce vide pour me construire une nouvelle vie ? Je prends conscience que j'ai grandi seule, ni avec eux (ma mère, mon père, mon « beau-père ») ni sans eux. Je me sentais juste à côté. Ils étaient comme des ombres. Qui était le fantôme : eux ? Moi ? Mon corps était prisonnier, ma tête était ailleurs.

Le deuxième soir, après de nombreux exercices et alors même que je me sens quand même bien dans le groupe, j'ai besoin d'appeler M. au secours (le stage de groupe n'exclut pas un accompagnement individuel). Et puis, c'est tellement un signe positif que d'appeler à l'aide. J'ai besoin d'un contact plus personnalisé avec le thérapeute. Je parviens à dire mon désespoir : elle sait trouver les paroles et les gestes dont j'ai besoin à ce moment-là... La dernière matinée, un exercice propose de marcher, sur de la musique. Les thérapeutes nous demandent de passer d'une énergie à une autre, d'un personnage à un autre (en ce qui me concerne ce sera l'Autre, ma mère et moi).

Je n'y parviens pas : je me sens une « éponge » et je prends leurs sentiments « à mon compte ».

Je me sens « pompée », je n'arrive qu'à être les trois en même temps… je pleure. Un échec, cet exercice ? Non, il va falloir travailler à cette dissociation des personnes pour ne plus être une éponge et prendre les sentiments des autres pour les miens… **Pour ne plus être dans la confusion**.

Quand le stage se termine, je suis « lessivée » « crevée ».

Ma main gauche est moins tendue, elle s'est un peu ouverte. J'ai eu besoin d'ajouter la dernière strophe au poème sur la colère. Et j'ai surtout envie de me laisser aller dans la faiblesse, d'arrêter de me battre.

Dans la voiture, je suis prise de nausées : je m'arrête, je prends le temps de respirer (mon corps digère ces deux jours très intenses). J'ai peur du retour : ce terrible sentiment de culpabilité qui m'envahit à nouveau. Ma peur n'avait pas de raison d'être : sur mon chemin de guérison, mon mari et mes enfants sont là.

Colère

Colère, tu rimes avec amer
L'amertume que m'a laissée ma mère
Sur les chemins de mon enfance volée.
L'abandon de ma mère, c'était ma destinée.

Elle a permis l'invasion d'un corps étranger
Aujourd'hui, encore, il est là, fatal mais banal
Hors de moi, il n'a pu s'en aller,
J'ai besoin d'exploser, tellement ça fait mal

Car isolée, incomprise et soumise,
Je l'ai gardé dans ma valise
Cette valise, si lourde à porter
Contient trop de colère accumulée.

Valise, il va falloir que je te pose
Que j'arrête de courir et que je me repose
Le chemin de croix est long, Marie
Regarde devant toi, tu verras peut-être la vie.

MB

Le stage deuil

Extraits de la plaquette de présentation : « Nous vivons comme des immortels. Pourtant…

Regarder l'espace vide de ce qui est disparu, de… Au cours de ce stage, nous vous inviterons à traverser les différentes étapes du deuil, à… pour pouvoir, alors, s'ouvrir à nouveau à la vie : se ré-unir. »

Le stage commence par le traditionnel tour de présentation. Je dis mon besoin de faire le deuil de parents aimants. Pour cette session, il était demandé aux participants d'apporter un objet auquel il tenait beaucoup et dont il faudrait se séparer. J'avais choisi, une sculpture en bois d'olivier. Elle représentait un couple uni portant dans ses bras un bébé. Cet objet, j'avais pendant longtemps eu pour projet de l'insérer dans une pierre et de le mettre au-dessus de la porte d'entrée de notre maison. C'est pourtant lui que j'ai choisi de laisser à jamais car il est pour moi l'objet de la confusion. Émerge la question de savoir où je suis dans ce triangle père-mère-enfant. Est-ce que je suis encore ce bébé qui rêvait à des parents unis et aimants ou est-ce que je suis la femme qui a pour idéal de vivre en couple uni pour porter des enfants ? Il y a eu un rituel de fait pour lâcher ces objets. Je ne le décris pas pour respecter la règle de confidentialité des structures mises en place et puis un rituel comme celui-là, ça se vit, ça ne se raconte pas.

Je peux par contre raconter un exercice qui avait pour objectif de dire un texte à des personnes mortes ou avec qui nous ne pouvons communiquer dans la réalité et qui étaient représentés par des participants. En ce qui me concernait, je l'ai adressé à mon père, à ma mère et au beau-père.

Ces textes nous étaient donnés et nous devions nous les approprier avant de les dire.

Pour mon père, le texte a été celui-ci : Papa, merci pour la vie. Je la prends au prix qu'elle t'a coûté. Merci pour la vie, je sais que c'est précieux. Ce que tu n'as pas eu le temps de me donner, je vais le créer. Effectivement, la plaque que j'avais déposée sur sa tombe cinq ans auparavant disait « un père part toujours trop vite », une colombe portait un brin d'olivier. Avec ce stage, je suis parvenue à accepter que j'ai eu besoin d'idéaliser mon père pour pouvoir tenir face au beau-père tortionnaire de l'enfance mais que la réalité était qu'il m'avait réellement abandonnée et que cet abandon, je ne peux que l'accepter.

Pour ma mère, c'était « maman, tu m'as donné le meilleur que tu pouvais et tout ce que tu ne m'as pas donné, en ton honneur, je vais le créer ». Pour ce second texte, j'ai déjà un peu plus de difficulté à le dire car je le ressens moins.

En ce qui concerne le beau-père, j'ai refusé de dire le texte que les thérapeutes m'avaient proposé, je l'ai modifié et cela a été « Raymond, merci, pour la vie. Je la prends au prix qu'elle m'a coûté. Merci pour la vie. Je sais que c'est précieux. Ce que tu n'as pas pu me donner, je vais le créer. ». J'avais presque envie de dire « ce que tu m'as volé, je vais le recréer ».

Ce troisième texte a été le plus difficile à créer et à dire. Je ne voulais pas ne pas le faire. J'ai mis beaucoup de temps à parvenir à prononcer le premier mot. Chaque mot à dire m'a demandé une folle énergie pour parvenir à le prononcer mais quand, j'ai terminé, j'ai explosé de joie. La joie après la peur. La joie d'avoir pu dire ce texte pour sortir du seul rôle de victime.

Au cours d'un rêve éveillé, il y a une mise en situation que je ne décris pas pour les mêmes raisons de confidentialité décrites ci-dessus. Ce que je peux en dire, c'est qu'à un moment, je dois m'imaginer être chez moi, dans ma famille et recevoir un coup de fil. L'autre, le beau-père Raymond, qui est à l'hôpital, me demande de venir à son chevet. J'y vais. La consigne est « il vous demande de lui prendre la main ». À l'intérieur de moi, je me débats de plus en plus… je la tends, dans ses yeux, je vois la peur de rencontrer la justice « céleste » car il est conscient que la justice des hommes n'a pas jouer son rôle. Il rend son dernier souffle, je dois l'accompagner jusqu'au cimetière. Et là, je me sens légère, libérée de son mensonge.

En ce moment, où je termine ce livre, je crois que j'ai pris conscience que je ne reverrai plus ma mère vivante… Retracer le parcours de ce stage me donne du courage… le courage de me sentir libérée de leur mensonge et du poids de tous ces morts.

Il y a eu beaucoup de moments très forts et difficiles durant cette session. Dans notre société, la mort est un sujet tabou au même titre que l'inceste. On aurait pu s'attendre à ce que ce soit un stage très triste, il n'en a rien été. En dehors des périodes de travail, au moment des repas, tisanes ou apéritif autour du feu, nous avons beaucoup ri et nous nous sommes beaucoup amusés.

Et puis, pour le dernier matin, alors que nous étions en plein hiver, la météo nous a offert un air de printemps…

Le stage sexualité

Le troisième et dernier stage que je décrirai concerne la sexualité. Les thérapeutes, proposent d'explorer l'histoire de notre sexualité du bébé à l'adulte d'aujourd'hui… car à travers la sexualité se joue un condensé de notre rapport à nous-même, à l'autre, à la Loi… Comprendre comment, nous nous sommes construits dans notre sexualité nous permet émancipation et liberté…

Nous sommes donc vendredi soir… le tour de parole classique. Nous sommes peu nombreux et nous pouvons déjà approfondir la question qui nous est posée « pourquoi as-tu décidé de participer à ce stage sexualité ? »

Chacun parle à tour de rôle. Au fur et à mesure que ces paroles m'atteignent, je sens la colère m'envahir. Quand c'est à moi de parler, je relate mon histoire. Quatre mois auparavant, lors de mon premier stage dont le thème était « la colère », j'avais effectué ce récit en pleurant. Aujourd'hui, c'est une autre émotion qui me submerge : de la colère, de la rage même. Pourquoi suis-je en colère ? Me serai-je tromper de date ou de lieu (!!) Je ne peux pas le dire, je ne peux que le sentir à la vivacité du ton que j'utilise. Une intervention de thérapeute m'aiguille : peut-être parce que cela m'énerve de commencer ce stage en parlant de mon histoire alors que je n'ai plus l'impression d'être une « survivante » mais une « vivante ».

Je constate que je me suis construite à travers les résistances que j'ai dû mettre en place pour faire face à mon agresseur, de là toutes les étapes de mon développement se sont articulées autour de **blocages** et de **peurs**.

J'ai l'impression d'avoir aujourd'hui une sexualité épanouie et les échanges que je peux avoir avec les femmes de mon entourage me le confirment. Alors si je viens faire ce stage, c'est parce que je ne veux plus avoir à simplement répondre oui ou non aux propositions de mon mari mais aller au-delà, c'est à dire que je veux avoir envie. Je veux renouer avec ma « libido » que l'on a salie, niée, tuée : je veux avoir envie puisque je suis « en vie ».

Un des exercices du stage a consisté à effectuer une régression pour se retrouver à l'âge d'un bébé.

Ce rôle de bébé, je n'ai aucune difficulté à me l'approprier. Pourtant, je ne suis pas du tout comme les autres participants : ils sont en plein dans le corporel qui bouge, qui touche, qui fait du bruit ou qui pleure. Moi, je suis en observation, je me sens bien dans cette observation « je scrute le monde » mais quand j'ai senti que quelqu'un me touchait… (Nous avions tous les yeux fermés) alors, j'ai pris la fuite. Je me suis enfuie sur un matelas qui était plus loin et où j'étais certaine que les autres ne viendraient pas. Je me suis bouché les oreilles pour ne pas entendre ces cris de bébés. Je ne les supportais pas, moi, le bébé si sage…

Ensuite, sur le dos, J. (co-thérapeute du stage) vient me poser la main sur le visage et je parviens à me calmer. Dans la réalité, quand j'étais bébé, je pense que c'était bien. J'étais la petite fille choyée par toutes ces femmes qui n'avaient eu avant que des garçons autour d'elles…

Mais paradoxalement, ma situation de privilégiée m'a empêchée d'être avec les autres. On peut même dire que je ne supportais pas ceux de mon âge. Dans cet exercice, c'est ma vie « en vrai » qui s'est rejouée et reproduite. À une grande différence cependant : la possibilité de **mettre des mots pour comprendre.** Merci au pouvoir des mots : maintenant, aujourd'hui, vous venez remplacer tous ceux que je n'ai pas entendus, tous ceux que je n'ai pas pu dire et ceux qu'enfin je peux prononcer ou écrire…

Après cet exercice, j'étais très en colère : en colère encore… de ne pas avoir pu être comme les autres, en colère ne pas avoir accepté une situation après tout relativement positive…

J'ai eu besoin d'aller marcher dans la campagne : respirer et marcher. Respirer, le premier acte que réalise le bébé quand il naît. Marcher : les premiers pas vers l'autonomie. J'ai marché et respiré avec excessivement de plaisir.

Un deuxième jeu de rôle, le samedi après-midi. La consigne « Demander à notre père et à notre mère (représentés symboliquement par deux participants que nous avons choisis) tout ce que nous n'avons pas pu leur demander ». J'essaie de rentrer dans l'exercice. Tout ce que je parviens à dire, ce sont des reproches surtout adressés à mon père. Je suis d'une violence inouïe. Je refuse l'aide de ces « parents symboliques » et je les rejette. Je ne peux pas rentrer dans le symbolisme. Jacques intervient pour m'expliquer que dans la problématique incestueuse, la difficulté est justement de rentrer dans le symbolisme car en me plongeant dans la réalité de la sexualité adulte, on m'a empêchée de rêver. Ces mots me permettent de me recentrer et de parvenir à rentrer dans l'exercice. Ce qui en sortira, c'est la question de l'importance de n'avoir pas été vue par mon père. Bernard (un des participants) qui jouait le rôle de mon père me dit « ce que je viens de recevoir, là où il est, je lui envoie ».

Le lendemain, j'ai écrit mon premier poème sur mon père.

Bilan de ce stage : Après les deux jeux de rôle, je me suis retrouvée complètement « déchiquetée ». Moi qui croyais enfin en avoir fini avec la colère contre mes parents, je me suis retrouvée à sortir une violence qui m'a fait autant peur à moi qu'aux autres participants. Malgré cela, j'en ressors entière et pleine d'énergie.

Je me sens légère avec l'impression qu'une paroi de ma carapace a sauté.

Ces stages agissent comme des révélateurs, ils ne guérissent pas. Ils me donnent des clés pour comprendre mon vécu et mieux me connaître. À moi, ensuite, de parvenir à ouvrir les portes et à les « traverser » dans ma vie de tous les jours.

À ce stade de ma vie, je peux affirmer que j'ai encore envie de continuer à participer à ces sessions.

Quelques propositions ont déjà retenu mon attention.

J'y participerai ou n'y participerai pas, ce seront mes besoins ou mes envies du moment qui me guideront.

L'image du corps, l'image de soi

« Quelle image envoie mon corps, mon apparence extérieure ? Est-ce que j'aime mon corps ?
Est-ce que je prends soin de lui, donc, de moi ? Peut-on s'aimer soi-même sans aimer son corps ?

Être en accord avec lui, l'habiter avec conscience et sérénité est une de nos quêtes profondes et pleines de conséquences. En effet, il est le siège de notre âme, il est notre enracinement. C'est en lui, que nous puisons notre force, et le plaisir de toucher, de sentir, de voir, de goûter, d'entendre, d'écouter, de parler, de chanter : d'être vivant, vibrant !... »

Mon corps que j'ai refusé, que j'ai maltraité... mon corps dont j'ai parfois honte... mon corps que je dois habiter... participer à ce stage m'apparaît comme une nécessité incontournable.

Honte, Culpabilité et Estime de Soi

Honte, culpabilité... au cœur de la problématique incestueuse. La honte et la culpabilité, les sentiments ancrés en moi et par lesquels l'inceste a bien failli avoir raison...

Désir... Plaisir...

Quel défi pour une « victime d'inceste » d'avoir envie de vivre, d'avoir envie d'être « en vie », de ressentir du plaisir...
J'ai également participé à un stage de tantra. Le tantra femmes.
Le tantra est une approche de la sexualité dont la pratique s'acquiert également en stage. Il donne une grande place à la rencontre amoureuse dans la quête intérieure.

Les sessions de tantra permettent de guérir certaines blessures anciennes, d'explorer des blocages limitant l'épanouissement sexuel, de découvrir et d'harmoniser notre homme et notre femme intérieurs clé de l'union en soi et de relier la sexualité à la spiritualité par la voie du cœur et de la joie.

En m'inscrivant à cette session, j'ai voulu me confronter directement à la source de mon histoire. Mais cela, j'ai voulu le faire dans le « beau ». Y participer me semble un passage obligé et utile pour recoller mon corps et ma tête. Je ressens ce besoin, car, j'ai encore la crainte de voir resurgir certains empêchements et paradoxalement avoir été détruite par « le sexe » me donne la curiosité de découvrir « une autre sexualité », une sexualité sacrée, noble.

Pour renouer avec ma féminité que parfois j'accepte et que parfois je refoule encore, j'ai voulu participer à une session tantra femmes.

Qu'est-ce qu'une femme tantrique ? (Extrait du site « Horizon Tantra »)

« La femme tantrique visite sa féminité à travers son énergie yin (féminin) et son énergie yang (masculin)… Être femme, c'est être consciente de ce corps féminin, de cette force de femme, de ce rôle d'initiatrice. C'est aussi accepter la fragilité, la vulnérabilité… Être fille, femme, mère, jeune femme, femme mature. Connaître et reconnaître son sexe et sa sexualité. Partager le regard sur l'homme et le vécu ou les attentes d'une relation à deux… À travers des exercices énergétiques, nous explorons notre corps, notre énergie, notre sensualité »

Pour des raisons de compétition sportive de mes enfants, j'ai dû, la première fois, annuler mon inscription à ce stage. Je l'ai d'abord regretté : avec la culpabilité de faire passer le statut de « maman » avant celui de « femme ». Mais ce stage a eu lieu à nouveau. Il n'y a plus de véritable urgence, continuer à avancer… oui… mais pas nécessairement en voulant faire vite ou trop vite. On m'a trop souvent obligée à ne pas me respecter en allant vite, en réalisant ou subissant des actes qui n'étaient pas de mon âge. Il ne faut pas à présent que je reproduise sur moi ce que les autres m'ont imposé à un moment de ma vie.

J'ai pu le faire… me retrouver entre femmes, explorer ma féminité et être accueillie dans la communauté des femmes…

Au moment du bilan, une des « animatrices » est venue me voir pour me dire qu'elle avait trouvé chez moi un mélange de grande tristesse et de lumière.

J'ai eu du mal à recevoir son message car j'étais justement à cet instant-là dans une grande tristesse. Mais aujourd'hui, quand j'y repense, je me dis qu'il n'y a pas de lumière qui ne soit accompagnée d'ombre. Si aujourd'hui je suis dans l'ombre, je peux espérer que demain sera celui de la lumière ?

Je referai ce stage en mai prochain car j'ai encore beaucoup, tellement d'éléments à intégrer… J'irai avec l'espoir. La première fois m'avait transformée, je ne peux qu'espérer en la deuxième…

La thérapie EMDR

Eyes Movement Desensitization And Reprocessing

Mouvements oculaires de désensibilisation et de retraitement des informations négatives

Cette thérapie a été créée en 1980 par la psychologue américaine Francine Shapiro. Elle est préconisée pour les victimes de traumatismes civils (viols, inceste, accidents, deuils, agressions, catastrophes naturelles) et pour les victimes des pays en guerre ou pour les rescapés des camps de concentration.

Le corps a gardé la trace des traumatismes avec toutes les images, les bruits, les pensées et les sentiments qui y sont associés. Le cerveau émotionnel ne désapprend jamais la peur, lorsqu'elle devient insupportable, un court-circuit apparaît et le cerveau cognitif ne peut plus exercer son rôle de rationalisation.

L'EMDR focalise l'attention du sujet sur ses émotions, elle débloque les émotions négatives stockées dans le système nerveux, puis aide le cerveau à retraiter l'expérience pour qu'elle soit digérée.

Le déroulement d'une séance d'EMDR

- *La phase de préparation* : Le patient relate au thérapeute un ou plusieurs événements traumatisants sur lequel il souhaite travailler. Ensemble, ils font un choix du trauma à traiter (ce trauma a été replacé dans l'histoire du patient). À partir de cette situation, le thérapeute va aider le patient à visualiser, à ressentir dans son corps les perceptions, les émotions et sensations qui y sont attachées.

On part d'un sentiment connoté négativement puis avant de commencer le travail, le patient cherche le sentiment positif qui pourrait aujourd'hui être ressenti.

- *La séance* : Pendant que les pensées, images ou sentiments ressurgissent, le praticien effectue avec ses doigts, de gauche à droite et de droite à gauche des mouvements alternatifs successifs et brefs. Le patient suit ces mouvements des yeux sans bouger la tête. Les séries continuent jusqu'à ce que les émotions soient neutralisées. La phase de désensibilisation est alors activée.

Le patient acquiert la possibilité d'être acteur de ce qui s'est passé et de ne plus se sentir impuissant face à l'expérience traumatique.

- *La phase d'intégration verbale* : entre les séances, suivent les phases d'intégration verbale. Le re-traitement de l'information émotionnelle sous forme de rêves occasionne la ré-émergence d'autres souvenirs ou émotions inhabituelles. Le suivi thérapeutique analytique est indispensable à la digestion de l'expérience.

Mes premières séances d'EMDR

- *Première séance* : Pour le premier rendez-vous, il y a d'abord eu un cadrage du travail. J'ai relaté mon histoire et le travail thérapeutique que j'avais réalisé au préalable. La thérapeute m'a expliqué le fondement de la méthode, sa manière de procéder ainsi que les sensations que je pourrais ressentir au cours d'une séance. Nous avons ensuite pu commencer le travail.

Quand on est dans une séance d'EMDR, on perd la notion de temps. Ce n'est pas important, je crois que l'important, c'est l'impact positif que cela peut avoir.

J'ai choisi de travailler sur une image qui m'envahissait régulièrement : celle de la petite fille qui vient d'enlever son justaucorps et qui est assise sur les genoux du « beau-père ».

Ressenti négatif : « je suis faible, je n'ai pas pu résister, je suis coupable ».

L'image positive que l'adulte d'aujourd'hui pourrait avoir : « j'étais une enfant, je n'y pouvais rien »

Il est important de respirer profondément entre chaque série de mouvements car il y a beaucoup d'informations qui « remuent » et la respiration facilite leur intégration.

Je vais décrire une succession d'images, il faut savoir qu'à chaque étape, la thérapeute peut simplement me demander de « gardez-ça » ou parfois me poser des questions.

- *Le travail*

1- *Image de départ* : « Il est dans le fauteuil, je suis sur ses genoux, mon justaucorps est coincé entre les accoudoirs du canapé, il me caresse ». Je dois faire appel à un ressenti. La thérapeute me demande de suivre les mouvements de ses doigts et de laisser faire, de laisser venir les images ou émotions qui se présenteront…

2- *Arrêt des mouvements*. Moi « Pourquoi n'ai-je pas pu résister » La thérapeute « gardez-ça ». Nous recommençons une série de mouvements oculaires.

- *Deuxième série* : « Image de régression : le personnage sur qui je suis assise disparaît pour ne faire plus qu'un avec le fauteuil. Je ne vois plus que le fauteuil. »

- *Troisième série* : « Je deviens toute petite : je suis d'abord un rond noir sur ce canapé puis je deviens encore plus petite, je suis fœtus puis œuf. »
- *Quatrième série* : « Il a voulu me tuer. »
- *Cinquième série* : « Je suis vivante, je suis plus forte. Il ne s'agit pas d'être la plus forte mais d'être vivante. »
- *Sixième série* : « Il n'avait pas le droit de faire ça. »
- *Septième série* : « Je suis perdue, je ne comprends pas ce qui m'arrive. Pourquoi j'avais autant besoin d'amour ? »
- *Huitième série* : « Je ressens la chaleur que me donne ma grand-mère paternelle. »
- *Neuvième série* : « Elle m'a donné la force pour pouvoir résister. »
- *Dixième série* : « J'ai l'impression de flotter. Il est devenu une personne extérieure à moi. Il y a de la distance entre cet homme et moi. »
- *Analyse « à chaud »* : Le contrat est rempli : je suis passée de « Je suis faible, je suis coupable » à « Il n'avait pas le droit de me faire ça. »

L'événement est toujours là mais mon regard sur ce traumatisme a changé. Je parviens à me mettre à distance, à le regarder avec une neutralité que je n'avais jamais atteinte.

Bien sûr « théoriquement, avec le cerveau cognitif, j'avais compris qu'il n'avait pas le droit et que je n'y « étais pour rien » mais cette théorie, n'était pas passée dans mon corps, dans mes émotions.

La thérapeute me fait longuement respirer puis m'informe qu'il s'est passé beaucoup de choses. Nous en restons là aujourd'hui pour la partie « intégration-digestion ». Elle m'avertit que je risque d'avoir « des courbatures » le lendemain.

Je reste encore ébahie des suites physiques de cette première séance. Mon corps a réagi comme jamais il n'avait réagi dans aucune de mes thérapies précédentes.

La nuit qui a suivi cette séance, je n'ai pas pu dormir. Mon dos a été parcouru de frissons de froid pendant toute la nuit, le matin cela a continué avec de la fièvre, des maux de tête.

Je suis couverte de courbatures. La séance s'était déroulée un jeudi et je devais partir « en week-end ». À travers tous ces symptômes, je pensais que j'avais la grippe et que j'allais donc annuler ce déplacement.

Je téléphone à ma thérapeute, je lui décris les manifestations. Elle me répond que si ce sont des réactions à la séance, elles devraient diminuer dans la soirée et que je devrais passer une bonne nuit. Par contre, si cela ne s'atténue pas, il se peut que ce soit incontestablement une grippe.

Les réactions se sont atténuées, elles étaient donc liées à la séance. Alors, que s'est-il passé de si fort pendant cette séance pour que mon corps réagisse ainsi ? J'étais contente, j'avais l'impression de m'être purgée de quelque chose.

- *Analyse distanciée de cette séance (second rendez-vous)*

Oui, effectivement, dans ce fauteuil, je ne pouvais pas faire autrement.

Ce rond noir dans le fauteuil, c'était moi : j'ai revécu ma naissance et je me suis séparée de ma mère. Dans mes six premières années, j'étais demeurée en vase clos avec elle, je lui étais collée. Tout ce qu'elle ressentait, je me l'appropriais. À travers cette séance, j'ai vécu un décollement. Avant, j'avais toujours eu le souci de la protéger. Devant une mère immature, j'usais de la toute-puissance de mon enfance pour la protéger. Dans le déroulement de la séance, en régressant jusqu'au fœtus puis en me distanciant d'elle, j'ai pu renaître à ma vie, à la mienne et non à la sienne.

La thérapeute m'a fourni une explication à propos du froid ressenti après cette première séance : j'ai traversé des angoisses et quand on traverse des angoisses, on a des « sueurs froides ». Je veux bien volontiers en traverser, d'autres d'angoisses… Le jeu en vaut la chandelle ! Quand nous acceptons de les traverser pour les dépasser, alors nous pouvons ensuite les regarder de loin, elles ne sont plus là pour nous bloquer et nous maintenir dans notre état de souffrance.

Nous réalisons un remaniement positif de la réalité qui ainsi ne nous atteint plus au niveau des émotions. Il y a une distance qui s'est introduite entre le trauma et notre personne.

Il s'est passé quelque chose de surprenant : auparavant, je conduisais de manière dangereuse (je jouais avec la vie, je flirtais avec la mort, il me manquait les limites intérieures et cela m'aurait un jour ou l'autre conduite vers la mort…). Du jour au lendemain, je suis devenue une conductrice exemplaire, très soucieuse de la sécurité, avec la peur de mourir. Cette même mort que je recherchais auparavant inconsciemment…. Je me suis dit « stop » moi-même, je n'ai pas eu besoin de quelqu'un pour me fixer cette limite-là.

J'ai ainsi pris du **pouvoir sur ma vie**.

Au cours de la *deuxième séance*, nous travaillerons de manière plus légère avec les mouvements oculaires.

L'objectif est ici de trouver un lieu sûr auquel me raccrocher dans les périodes difficiles.

- *Deuxième séance* : (ce qui correspond au troisième rendez-vous). Je veux noter ici la grande confiance que j'ai pu placer immédiatement en cette thérapeute. Sans négliger mes autres pistes de recherche qui avaient aussi leur importance, j'ai pu reconnaître en elle une personne qui maîtrisait une technique, mais cette technique sans capacité d'analyse ne peut pas être efficace et peut même devenir dangereuse.

Pour cette séance, j'ai choisi « la scène de la table de la cuisine ».

Mais lors de l'entretien, je raconte cet épisode et je ne sais plus si je veux traiter cette scène ou ce qui l'a juste précédée, à savoir, le repas ou le trajet en voiture.

Lors des premiers mouvements oculaires, c'est le repas qui s'impose à moi.

Le ressenti négatif de départ est : « je suis impuissante ».

L'image positive que l'adulte d'aujourd'hui pourrait avoir : « Je ne parviens pas à trouver. Donc, nous commençons les séries et nous verrons ce qui « viendra ». »

- *Première série* : « Je suis à table. Ils sont tous là : ma mère, mes frères et lui. Je me sens impuissante face à ce qui va m'arriver. Je n'ai trouvé aucun moyen d'y échapper. »
- *Deuxième série* : « Je ne peux rien faire. »
- *Troisième série* : « J'ai le dos courbé, le nez dans mon assiette. »
- *Quatrième série* : « Je leur en veux à tous, je suis une étrangère. »
- *Cinquième série* : « À lui, je pourrai dire « va-t-en. »
- *Sixième série* : « Je me centre sur ma mère. Mes frères, eux n'y sont pour rien. »
- *Septième série* : « Elle sait ce qui m'arrive, elle est impuissante. »
- *Huitième série* : mon regard sur ma mère change. « Elle aurait dû agir. Elle n'a pas pu. »
- *Neuvième série* : « Je ne suis pas impuissante puisque contrairement à ma mère, j'ai pu agir et réagir. »

La thérapeute m'apporte alors des éclaircissements. Ma mère est une enfant qui refuse la confrontation à la réalité. Elle refuse de se confronter à l'angoisse, alors elle est en plein dedans. Elle refuse l'évidence donc elle ment pour ne pas la voir. Cette vérité qui est trop difficile à affronter. Elle met donc un voile entre elle et cette réalité.

En agissant de la sorte, elle m'a plongée, moi, dans le réel directement. Les angoisses qu'elle a refusées, j'ai dû les accepter. Je les ai traversées à sa place.

En fin de séance, je relate le fait que depuis que j'ai commencé ces séances d'EMDR, j'ai beaucoup plus d'énergie. Elle me confirme qu'en effet, quand « les encombrements » sont évacués, ils peuvent laisser de la place libre pour de l'énergie.

La nuit qui a suivi cette séance, j'ai fait un cauchemar. Le matin, je l'écris, pour m'en souvenir et je le fais lire à mon mari. Il me dit « mais tu l'as déjà fait ce rêve ». Oui, je l'ai déjà fait, mais bien des années auparavant. Je souhaite travailler dessus lors de la prochaine séance d'EMDR.

Le rêve consécutif à la séance : Je suis à la piscine.

Je sors pour me rhabiller. Je me suis trompée. Je suis chez les hommes. J'ai peur. Je me retrouve nue. Ils sont tous grands, je sens que je vais me faire violer. Je m'enfuis, je me retrouve du côté des filles. Mais je ne suis plus à la piscine, je suis en prison. Devant la « cabine-cellule », il y a une serviette avec à l'intérieur une seringue. Les autres filles me renseignent : c'est un tranquillisant pour le cas où je ne tiendrais pas le coup. Elles me conseillent de ne pas me faire avoir et de ne pas me l'injecter.

Je suis terrorisée de cet endroit où je suis tombée. Je ne réfléchis pas, je cours et parviens à m'enfuir. Les gardiennes n'en reviennent pas d'une réaction aussi soudaine et ne parviennent pas à m'intercepter. Dehors, c'est le grand vide. Où aller ?

Une autre séance

Constat de début de séance :

je mange beaucoup, de manière anarchique, je grossis.

Je commence à trouver les causes à mes maux de tête très forts et persistants :

- L'œil gauche présente un strabisme divergent (provoquant ainsi mes maux de tête et mes pertes d'équilibre).
- Ma dernière dent de sagesse (celle qui se situe en bas à gauche) est complètement couchée à l'intérieur de la gencive et devra être extraite.

Cela suffit, les nodules cancéreux de ma thyroïde étaient aussi situés à gauche.

Le côté gauche, le côté que l'on associe au côté maternel. Et bien je dis STOP. Trop, cela en est trop, j'en ai assez de développer des pathologies du côté de ma mère.

J'en ai assez de subir les manquements de cette mère qui s'est toujours positionnée en tant que victime et n'a pas su assumer son rôle.

É. R. me signifie que c'est dans le destin de l'inceste de terminer par la haine de la mère.

Pour moi, ce n'est pas de la haine, du moins, peut-être pas encore, mais de la colère, oui, une vraie et bonne colère.

La « scène » que nous allons travailler se passe alors que j'étais en classe de quatrième.

Ma mère nous a « surpris » lui et moi alors qu'elle venait lui apporter du café au lit. Que s'était-il passé pour que ce matin-là, elle soit venue plus tôt ? Je n'arrive pas à me souvenir des circonstances exactes. Je sais que je suis partie au collège avec la peur au ventre. « Ma mère savait »... il y allait avoir du « grabuge » à la maison, cela me faisait peur, me paralysait mais en même temps, enfin des positionnements allaient devoir s'opérer. Jusqu'à présent, je savais qu'elle savait, mais rien ne me le prouvait. Avec ce qui venait de se passer ce matin, il était obligatoire de clarifier la situation. Je me souviens être dans le gymnase, je regarde les autres filles, ces filles qui ne sont pas comme moi et je me dis : ce midi, il va falloir affronter. Affronter quoi ? ? ?

Je n'ai rien trouvé de ce qui aurait pu me sauver. Je suis rentrée, j'ai senti la haine qu'elle manifestait à sa rivale, mais pas un mot. Elle sait, elle ne va rien dire, elle ne va rien faire, elle va laisser faire. Abandonnée, elle m'a abandonnée.

Ressenti négatif

Je suis impuissante, ce sont eux deux qui décident tout, je leur suis complètement soumise, sans aucun pouvoir et surtout pas celui de la parole.

Ils savent, tout le monde sait et tout continue comme avant. Mais quand cesserez-vous de m'utiliser ?

L'image positive que l'adulte d'aujourd'hui pourrait avoir : « Je peux décider » « Je peux parler à ma mère et lui dire regarde-moi »... ce n'est pas pour autant que j'obtiendrai satisfaction mais je peux, je suis capable de ne pas garder le silence.

Je ne serai pas « ce bloc de silence » que ma mère a été.

Au cours de cette séance, je me vois à côté de ma mère. Je me vois petite (alors que dans la réalité je suis plus grande qu'elle). Nous sommes côte à côte, nous ne pouvons nous voir.

Plus tard, je me vois transparente, comme un fantôme. Ma mère ne peut me voir, je suis un fantôme. Le fantôme de qui ? De la jeune fille qu'elle n'a pas pu être, le fantôme de cette enfant qui n'a pas pu être sauvée de sa gastro ?

Une de ses phrases remonte à mes souvenirs. Il faut la replacer dans le contexte de la pauvreté dans lequel nous étions. Cette phrase est « moi, pour nourrir mes enfants, j'aurai enlevé ce que j'avais dans ma bouche pour le leur donner ». Mais non, de quoi parlait-elle ? Du verbe Vivre ou du nom commun « vivres = aliments pour se nourrir ». Dans les deux cas, c'est faux : elle ne m'a pas ouvert le chemin pour vivre et les vivres pour m'alimenter, elle m'en a donné mais à quel prix : au prix de mon sacrifice à cet homme, au prix de sa subordination à elle. Je ne veux plus croire à son mensonge… qu'elle nous ait aimés, oui, je l'accepte mais jamais au point de nous « faire passer » avant elle. Elle s'est toujours servie de moi comme d'un **bouclier** au point de me traiter en rivale alors qu'elle aurait dû me protéger du vice de cet homme.

Quand on revient sur l'image du fantôme, une phrase m'apparaît « prendre corps » et alors, je m'exclame que je ne veux surtout pas prendre son corps. J'aimerais tant prendre le corps d'une femme, oui, mais le corps de ma mère, oh dieu que non !!!

Eux, ma mère et son acolyte, avaient aboli le temps : quand j'avais six ans, ils me regardaient avec des yeux de six ans, quand j'en ai eu douze, ils me regardaient avec des yeux de douze ans… et quand j'en ai eu dix-huit, ils ont cessé de me regarder, car j'étais devenue majeure et « autonome » et eux, ça ils ne pourront jamais le devenir. Pourquoi ont-ils grandi en même temps que moi ? Pourquoi, se sont-ils servis de moi ?

Entre envahissement et vide, il va falloir que je m'y retrouve.

J'ai subi l'**envahissement**. Me purger de leur « pus injecté en moi » me permettra de me construire.

Une fin qui en appellera une autre...

Le chemin de la guérison est long.

Guérit-on un jour de l'inceste ?

J'ai été en dépression et je l'accepte sans honte. Car malgré toutes mes difficultés, je ne ferais pas ce travail si je ne croyais pas en la vie.

L'inceste nous touche pour la vie. Oui. C'est vrai. Mais j'accepte de repartir en thérapie car j'accueille le fait de n'être pas parvenue à mettre les séquelles à minima.

Quand j'ai relu mon manuscrit, je me suis dit « mais le lecteur va se poser la question : pourquoi parle-t-elle de guérir alors qu'elle a quand même été en dépression et qu'elle a fait tout ce travail sur elle-même ? »... Les lettres, les thérapies, les démarches réparatrices...

Je l'ai moi-même pensé.

Mais en même temps, quand j'ai terminé de rédiger la seconde partie, j'ai relu la première... j'étais déjà tellement mieux et ma lecture était plus distanciée.

Je ne veux ni rester sur un échec. Je ne veux pas être dans la culpabilité et la victimisation qui apporte des contraintes mais dans ces cas, on est sur des schémas connus et cela est paradoxalement source de sécurité. Rencontrer le vide n'apporte pas la sécurité car on me dit maintenant : sors de tes schémas de coupable et victime, tu peux ouvrir ta coquille, ça fait peur mais tu seras responsable de ta vie.

La maltraitance dans mon cas ne peut être niée, la résilience non plus. Boris Cyrulnik a largement développé cette notion de résilience : « Face aux traumatismes, certains s'en tirent mieux que d'autres. Ils vivent, rient, aiment, travaillent, créent alors que les épreuves qu'ils ont traversées auraient dû les terrasser. Par quel miracle ? Par la capacité à vivre, à réussir à se développer en dépit de l'adversité. » Quand je me créais un père idéal, j'étais dans la résilience... Lorsque je rêvais que je m'envolais du haut d'une falaise et que je survolais la mer... j'étais dans la résilience. Dans cette notion, il y a aussi le refus d'être une victime, une victime passive. Guy Corneau explique que nous sommes victimes des processus que nous avons mis en place pour survivre et que la déprogrammation viendra de la prise de conscience des éléments du passé. Cette déprogrammation permet de **libérer nos élans de vie**, d'aller vers ce qui est bon pour nous car ce qui n'est pas réglé agit comme un aimant. À mesure que les choses se règlent, on change et au bout nous allons vers la libéralisation de nous-même. Il faut aller vers la chose qui nous met en vie, aller vers **l'unité de soi-même permet de sortir de la souffrance**.

Je ne veux plus être une victime : de démarches en démarches, d'écritures en écritures... je cherche... inlassablement, je recommence et je cherche.

Cette obstination à comprendre n'est pas qu'une obstination à comprendre, elle est aussi celle d'intégrer ce que j'ai vécu. **Intégrer pour dépasser et lâcher**.

Dans l'inceste, il y a confusion des corps, je veux me réapproprier mon corps en révélant le secret afin qu'il cesse de m'oppresser et de pomper mon énergie.

Ma relation aux autres ne sera plus calquée sur ce qui a été ma relation à l'autre, ce beau-père incestueux.

Ma thérapie n'est pas finie. Publier en est une étape en lâchant sur la place publique ce si lourd secret. Il aura été un long chantier mais un chantier utile. C'est le moyen que j'ai trouvé pour me frayer un chemin dans la vie... le chemin sera long mais au fond de la forêt peut-être encore si obscure j'espère découvrir une belle clairière !
Même si je revendique de ne pas être identifiée uniquement comme survivante de l'inceste, il faut dire et redire que tous ceux et toutes celles qui ont vécu ces sévices doivent se soutenir les uns les autres car ce sont elles, et non les tortionnaires qui détiennent la vérité.
Cette vérité, nous devons la **dire** et la **redire** afin qu'elle puisse cesser.

Mon mari me demandait souvent : « est-ce que tu m'aimes » et je répondais « non, pour aimer, il faudrait d'abord que je m'aime ». Je répondais car aujourd'hui, je le lui dis sans même qu'il me le demande. Nous avons beaucoup évolué ensemble et j'ai compris que « mon problème » n'était pas la seule cause aux déceptions ressenties par chacun. Jacques Salomé dans son livre « Si je m'écoutais, je m'entendrais » dit : « ne cherchons pas la bonne relation, recherchons une relation qui permette à chacun d'être et de croître ». Moi, je n'aurais jamais pu parcourir ce chemin de guérison si je n'avais eu à mes côtés un homme qui m'aime.

Je repose la question : guérit-on de l'inceste ?

Une animatrice, à la fin d'un stage m'a confié avoir été elle aussi une victime d'inceste et son message était « oui, on s'en sort, tu as peut-être encore du mal à l'imaginer aujourd'hui mais un jour, tu seras à ma place et c'est toi qui diras « oui, on en sort. » Aujourd'hui, j'ai envie de lui dire merci car j'ai effectivement besoin et je me sens capable de reprendre le flambeau pour dire à toutes et à tous « oui, on peut s'en sortir, même si c'est long, même si c'est extrêmement difficile, on le peut ».

Nous avons-nous aussi le droit de **penser que la vie est un bien précieux**.

Croire en la guérison

Vouloir guérir après avoir voulu mourir
Car mon corps violé a vécu la terreur
Trahie, blessée, niée, quelle folie de vouloir vivre !
La force du désespoir m'oblige à ne plus avoir peur.

Croire, il faut croire

Souvent, je suis en hiver, dans l'obscurité
Avec la tristesse et le froid pour panser mes blessures
Comment me purifier de tout ce passé ?
Et pouvoir entendre la source de la vie qui murmure.

Croire, il faut croire

Parfois, j'aperçois un fin rayon de lumière
Alors, monte en moi, le souffle fragile de la vie
Cette foi, cependant est trop souvent éphémère
Le désespoir a si longtemps habité ma vie

Croire, il faut y croire

Je cherche je me démène, ici, là et partout,
Le temps passe, j'espère trouver un passage
Voilà le printemps, les vivaces s'ouvrent à nous
Elles n'étaient pas mortes ? Non, simple apparence,
Un beau message…

Croire, il faut que j'y croie

Sur mon chemin, j'ai renoué avec la prière
Je veux tout : vivre, grandir, chanter, m'ouvrir
Apprivoiser mon corps, happer l'air de la mer
Danser avec un papillon et lui sourire

Croire, il faut que j'y croie

Naître une seconde fois
Ne sera qu'à ce prix-là
Croire, je dois, je peux
Croire, je rêve d'y croire

MB

Bibliographie

- Colin-Simard V., *Plus fort que le destin comment ils se sont reconstruits*, Éditions Anne Carrière, 2002.

- Forward S., *Parents toxiques, comment se libérer de leur emprise*, Marabout, 2004.

- Kavemann B. et Lohstoter I., *Pères criminels*, Éditions des femmes, 2002.

- Labro P., *Tomber sept fois, se relever huit,* Gallimard, 2002.

- Salomé J., *Contes à aimer, contes à s'aimer*, Albin Michel, 2000.

- Salomé J., *Contes à guérir, contes à grandir*, Albin Michel,1993.

- Salomé J. et Enjolet C., *L'amour et ses chemins*, Édition Pocket, 2003.

Adresses utiles

Allo enfance maltraitée : 119

SOS inceste pour revivre : asso@sos-inceste-pour-revivre.org

AIVI : Association internationale des victimes d'incestes : http://aivi.org

AIVI est une association internationale à but non lucratif, animée par un groupe de survivants de l'inceste, français, canadiens et belges. L'association est ouverte aux victimes de l'inceste et à leurs proches et à toute personne citoyenne du monde, désireuse de soutenir la cause que nous défendons. L'inceste n'a pas de frontières, AIVI non plus. Partout où ce fléau sévit, nous avons une raison d'être et d'agir. Notre volonté est de rassembler, d'aider et de porter la parole des survivants de l'inceste qui ont vécu ou qui vivent encore sous le poids du silence. Nous sommes ou nous avons été malheureusement très nombreux sur terre dans ce cas, mais paradoxalement tellement seuls et tellement isolés.

Grâce à Internet, et à notre volonté d'agir, nous avons les moyens de nous donner enfin la parole !

Aujourd'hui les activités d'AIVI sont principalement militantes avec un premier objectif en France :

Faire évoluer la législation en faveur des victimes de l'inceste notamment pour la reconnaissance légale de l'inceste comme un **crime spécifique**, **imprescriptible** et pour la mise en place d'un **protocole de prise en charge pluridisciplinaire** des victimes.

Enfance et partage : http://www.enfance-et-partage.org

Protéger et défendre les enfants maltraités

RIA : http://ria22.free.fr

Ria est née de la volonté de 5 victimes d'inceste.

Face à l'incompréhension de la société, au manque de structures pour nous aider, nous avons décidé de nous regrouper.

Il faut savoir que rien n'est fait actuellement pour aider les adultes victimes d'inceste dans leur enfance.

Il faut aider les enfants victimes d'agressions sexuelles intrafamiliales mais il ne faut pas oublier que ces enfants deviendront un jour des adultes.

Les maux du silence : ne restez pas seule : http://www.lesmauxdusilence.org

ARSINOE : Autre regard sur l'inceste pour ouvrir sur l'espoir : http://perso.wanadoo.fr/arsinoe

Cet autre regard porteur d'Espoir s'appuie notamment sur la Résilience qui est une des valeurs qui sous-tend ARSINOE.

Il prend en compte la victime, le parent incestueux et la famille.

Es * **Musique, thérapie et animation**
C. Rivemale - 158 p.
S * **Papé et sa maison de retraite**,
T. Darnaud, 208 p.
Es * **Parler pour exister -** Créer des espaces de parole
C. Bizet - 208 p.
Es * **Parole de suicidaires**
Patrick, Annie et quelques autres - 136 p.
Es * **Pèleriner vers Compostelle,** G. Dutey - 192 p.
S * **La personne âgée -** Dr L. Ploton - 256 p. - 6e éd.
Es * **La personne autiste et le syndrome d'Asperger**
J.-C. Juhel - 312 p.
Es * **Polytoxicomanie,** Adefi - 208 p.
Es * **Pour une éducation de la liberté.**
C. Maccio - 208 p. - 4e édition
Es * **Prendre sa vie en main**
A. Gromolard - 128 p. - 4e édition
Es * **Processus clinique en éducation spécialisée** - M. Landry - 358 p.
S * **Psychologie de la désadaptation**
J. Ratté - 402 p.
Es * **Réaliser un projet accueil petite enfance**
C. Schuhl - 120 p.
Es * **Reconnaître le handicap psychique** - R. Baptiste - 168 p.
Es * **La relation d'aide** - L. Tremblay - 192 p.
S * **Re-créer les liens familiaux -**
M. Savourey - 192 p.
Es * **Re-trouver l'estime de soi**
C. Bizouard et D. Roche - 128 p.
Es * **S'épuiser ou se construire** - J. Bopp - 96 p.
Es * **Se reconstruire face à un cancer du sein**
J. Jehane - 128 pages
Es * **Secrets intimes - Secrets de famille**
M. Quesnoy-Moreau - 112 pages
Es * **Sectes** - Les manipulations mentales
M. Bouderlique - 128 pages - 3e édition

S * **Sophrologie en pédopsychiatrie**
J.-F. Fortuna - 208 pages
Es * **Subir ou rebondir après une agression**
C. De Mey-Guillaud & S Raguin - 128 p.
Es * **Taire et transmettre** - Martine Lani-Bayle - 192 p.
S * **Trisomie 21** D. Vaginay et coll. - 224 p.
Es * **La vie de la personne âgée**
Dr A. Ladret - 128 p.
Es * **Violences familiale, scolaire et sociale**
P. Marc - 176 p.
Es * **Visages de la pauvreté**
C. Violette-Bajard - 160 p.
Es * **Vivre âgé jusqu'au bout** - A. Métral - 144 p.
Es * **Vivre après l'accident**
J.-L.Simon - 152 p. - 2e édition
Es * **Vivre avec des personnes âgées**
C. Pichaud - I. Thareau - 4e édition - 208 p.
Es * **Vivre avec son handicap**
J. Criscuolo - 160 p.
Es * **Vivre en crèche** - Remédier aux douces violences - C. Schuhl - 80 p - 3e éd.
Es * **Vivre la boulimie**
S. Riéty - 2e édition - 160 p.
Es * **Vivre l'animation auprès des personnes âgées**
N. Lairez-Sosiewicz - 144 p. - 4e éd.
Es * **Vivre la relation avec son bébé** - Allaiter - Dormir - Porter - N. Roques - 132 p.
Es * **Vivre la sexualité - Encyclopédie illustrée**
D. Vaginay - Daniel Balvet - 176 p.
Es * **Vivre le deuil**
M.-F. Augagneur - 160 p. - 4e édition
S * **Vivre sa grossesse et son accouchement**
I. Brabant - 440 p. - 2e éd.
Es * **Vivre une relation d'aide** - C. Pichaud - 192 p.
Es * **Vivre une thérapie** - Histoires de pères
C. Merle - 112 p.